Dr C. THÉVENET

EX-INTERNE DES HÔPITAUX DE LYON
AIDE D'ANATOMIE A LA FACULTÉ

De l'Entorse interne du Genou

(Arrachement du ligament latéral interne)

LYON
IMP. RÉUNIES

DE

l'Entorse Interne du Genou

(Arrachement du ligament latéral interne)

PAR

Le Dr Célestin THEVENET

LYON
IMPRIMERIES RÉUNIES
8, rue Rachais, 8

1909

1

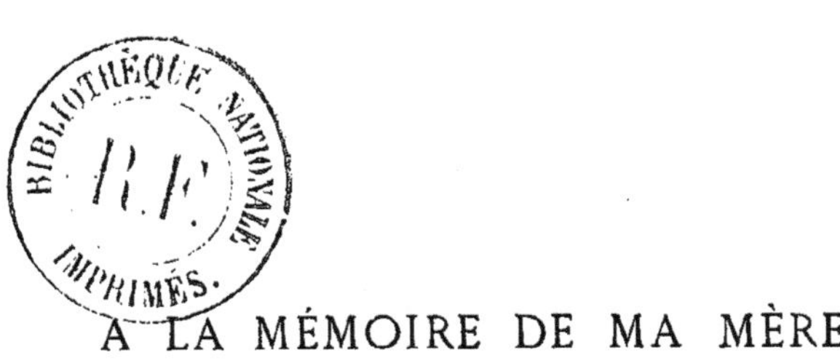

A LA MÉMOIRE DE MA MÈRE

A MES PARENTS

A MONSIEUR LE PROFESSEUR VALLAS

CHIRURGIEN-MAJOR DE L'HOTEL-DIEU

qui a bien voulu accepter la présidence de notre thèse et qui fut pour nous un maître plein de bienveillance.

A MONSIEUR
LE PROFESSEUR AGRÉGÉ VILLARD

CHIRURGIEN DES HOPITAUX

nous le remercions de l'enseignement qu'il nous a donné.

A MONSIEUR
LE DOCTEUR GANGOLPHE

EX-CHIRURGIEN-MAJOR DE L'HOTEL-DIEU

qui nous a indiqué le sujet de notre thèse.

A MONSIEUR LE PROFESSEUR ANCEL

en souvenir des heures agréables passées dans son laboratoire.

Nous remercions MM. TIXIER et LAROYENNE, professeurs agrégés, chirurgiens des hôpitaux, d'avoir bien voulu faire partie de notre jury.

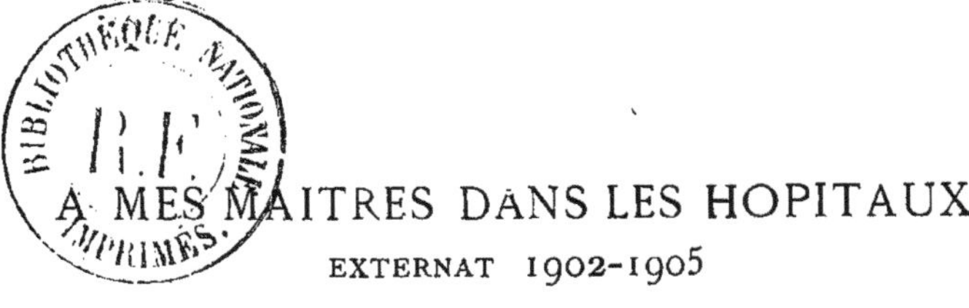

A MES MAITRES DANS LES HOPITAUX

EXTERNAT 1902-1905

M. le professeur agrégé Bérard, chirurgien des Hôpitaux.

M. le professeur M. Pollosson.

M. le professeur agrégé Gangolphe, chirurgien-major de l'Hôtel-Dieu.

M. le professeur Lépine.

M. le professeur agrégé Devic, médecin des Hôpitaux.

M. le docteur Leclerc, médecin des Hôpitaux.

INTERNAT 1905-1909

MM. le professeur Collet et le docteur Barjon, médecins des Hôpitaux.

M. le professeur agrégé Gangolphe, chirurgien-major de l'Hôtel-Dieu.

M. le professeur Vallas, chirurgien-major de l'Hôtel-Dieu.

M. le professeur Poncet.

M. le docteur Albertin, chirurgien des Hôpitaux.

M. le professeur agrégé Villard, chirurgien des Hôpitaux.

Nous remercions aussi MM. les docteurs Garel, médecin des Hôpitaux ; Durand, chirurgien des Hôpitaux, professeur agrégé ; Fabre, professeur de clinique obstétricale ; Vignard, chirurgien des Hô-taux ; Delore, chirurgien des Hôpitaux, pour le temps pendant lequel nous avons été leur interne.

DU MÊME AUTEUR

Retrécissement syphilitique de la trachée (Société médicale des Hôpitaux, 13 mars 1906).

Retrécissement de l'uretère (avec le Dr Collet. (Soc. des sc. médicales, 23 mars 1906).

Tumeur de la dure-mère, probablement due à un goître métastatique (En collaboration avec le Dr Porot. *Province Médicale* 1906).

Occlusion intestinale au cours d'une tuberculose iléo-cæcale; ulcérations gastriques probablement tuberculeuses (Avec le Dr Desgouttes (*Lyon Médical* 1907).

Pyonéphrose tuberculeuse sur un rein unique. Absence d'utérus (Soc. des Sc. méd., 29 mai 1907).

Actinomycose de la joue (Soc. nat. de Médecine, 11 novembre 1907).

Tumeur bizarre siégeant à la partie antéro-interne de la cuisse gauche (Soc. sc. méd., décembre 1907).

Gastrectomie pour cancer (Soc. sc. méd., janvier 1908).

Salpingo-ovarite suppurée et suppuration pelvienne ; castration abdominale totale, exclusion du petit bassin (Soc. sc. médic., 12 février 1908).

Entorse du genou par abduction et rotation externe avec arrachement de l'insertion supérieure du ligament latéral interne (Gangolphe et Thévenet. Soc. sc. méd., 8 juillet 1908).

Sporotrichose (Villard, Bonnet et Thévenet. Soc. sc. méd., 18 nov. 1908).

Tumeur de l'ovaire (Soc. sc. méd., 20 mai 1908).

Fracture sus malléolaire (Soc sc. méd., 1er juillet 1908).

Hydronéphrose calculeuse s'accompagnant d'ictère par compression et simulant une tumeur du pancréas. Néphrectomie trans-péritonéale (Soc. sc. méd., 17 février 1909).

Deux cas de lithiase du cholédoque (Soc., des sc. méd., 10 février 1909).

De la prostatectomie sus-pubienne en deux temps. Cystostomie préalable. Prostatectomie secondaire (En collaboration avec le Dr Molin). (*Bulletin médical*, 1907).

Les pleurésies dans les maladies du cœur (*Revue générale*). (En collaboration avec le Dr Roubier). (*Gaz. Hôp*).

Abcès extra-dure mériens (*Revue générale*). (En collaboration avec le Dr Roubier). (*Gaz. Hôp*. 1906).

Les abcès symptomatiques du cancer du gros intestin (rectum excepté) (*Revue générale*, *Gaz. Hôp* 1908).

Contribution à l'étude de la jéjunostomie (En collaboration avec le Dr Delore). (*Archives générales de Chirurgie* 1908).

Traitement de l'anus contre nature (En collaboration avec le Dr Delore). (*Lyon Chirurgical* 1908).

Des résections intestinales dans la hernie étranglée (En collaboration avec le D Delore). (*Revue de Chirurgie* 1909).

Entorse dugenou par abduction et rotation externe. Arrachement de l'insertion supérieure du ligament latéral interne (En collaboration avee le Dr Gangolphe). (*Revue de Chirurgie* 1909).

I. — INDRODUCTION. — HISTORIQUE

Dans cette étude nous nous occuperons uniquement des entorses du genou qui s'accompagnent d'une lésion du ligament latéral interne.

Nous laisserons donc de côté les autres variétés d'entorse, ainsi que les luxations du ménisque, en tant que lésions indépendantes de l'entorse que nous décrivons.

L'affection que nous allons décrire a été peu étudiée. La première étude expérimentale en a été faite par A. Bonnet; elle a été entreprise à un point de vue très général; nous rapporterons plus loin le résultat de ses expériences.

Puis, en 1907, M. Gangolphe présentait à la Société de chirurgie de Lyon le malade qui fait l'objet de notre première observation. En même temps, il disait que cette affection avait pour substratum anatomique un arrachement osseux représentant l'insertion supérieure du ligament latéral interne. Il ajoutait que cet accident pouvait donner lieu à des phénomènes d'arthrite chronique.

Sur ses conseils, nous avons entrepris des recherches expérimentales et cliniques sur l'entorse interne du genou par arrachement du ligament latéral interne. Nous sommes arrivés à des résultats un peu différents des lésions qu'il avait décrites. De plus, les suites éloignées de l'entorse interne du genou nous ont montré que cet accident, en apparence bénin, devait mériter plus d'attention. L'arrachement du ligament interne du genou peut donner lieu à des phénomènes d'arthrite chronique, assez graves et souvent rebelles, si on ignore leur véritable cause, qui peut être variable, entorse récidivante, proliférations synoviales, corps étrangers articulaires, méniscite traumatique.

Avant d'entreprendre cette étude, nous devons remercier notre collègue et ami Bonnet, qui a bien voulu dessiner nos pièces expérimentales et M. le Dr Arcelin, médecin radiographe, à l'obligeance de qui nous devons nos radiographies.

Si nous ouvrons un traité classique nous trouvons l'entorse du genou étudiée avec une foule de lésions et de symptômes, accumulés sans ordre, et ne donnant qu'une idée clinique très vague de l'affection. Pour nous les ligaments du genou sont puissants et bien individualisés et à la lésion de chacun de ces organes doit correspondre un type clinique bien défini. En pratique les lésions de chacun de ces organes sont rarement associées, car l'individu blessé s'arrête au premier traumatisme et, généralement, la force vulnérante n'a pas à agir secondairement à une première rupture ligamentaire sur un nouveau ligament. C'est pourquoi, dans les recherches expérimentales, on doit s'arrêter aussitôt la production d'une première lésion, sinon les désordres obtenus n'ont plus qu'un intérêt expérimental. En nous basant sur ces principes nous avons vu des lésions constantes, bien localisées, répondant à un type clinique défini. Nous avons ainsi isolé une variété d'entorse du genou qui doit être considérée, comme une des plus fréquentes. Son histoire clinique et son évolution ont une individualité propre, qui avait échappé jusque là aux différents expérimentateurs.

A. Bonnet est un des premiers auteurs qui ait fait une étude expérimentale de l'entorse du genou. Mais le chirurgien lyonnais s'est placé dans des conditions purement expérimentales, très éloignées de ce que l'on voit en clinique. Il agissait avec une grande violence, et obtenait des désordres étendus que l'on n'observe pas dans la pratique courante.

C'est ainsi que « dans une première série d'expériences, la cuisse étant maintenue immobile, reposait sur un plan solide par une de ses faces latérales jusqu'au niveau de l'articulation. Bonnet portait alors la jambe dans une *abduction violente jusqu'à produire* un *angle de 45° ouvert en dehors*. Après ce mouvement forcé, la jambe reste dans l'abduction, elle est en même temps portée dans la rotation en dedans. Le jumeau interne est déchiré, le ligament latéral interne est arraché à son insertion fémorale, le ligament postérieur est déchiré dans sa moitié interne. Le ligament croisé antérieur est détaché du fémur, le postérieur conserve encore des adhérences avec cet os et le tibia.

Dans une deuxième série d'expériences le mouvement forcé de flexion latérale de la jambe sur la cuisse a été produit d'une autre manière : les extrémités supérieure et inférieure du membre, reposant sur un plan solide par une des faces latérales, de manière que la partie moyenne ne fût pas soutenue, Bonnet appuyait fortement sur l'un des côtés de l'articulation jusqu'à ce qu'il entendît les craquements caractéristiques de la rupture des tissus, et qu'il se produisît, dans le sens de la pression, un angle rentrant au niveau de la jointure. Des fractures des os, des arrachements, des déchirures des muscles et des ligaments ont été la suite de ces violences.

A. *Sur les cadavres d'adultes de bonne constitution*, les ligaments latéraux sont arrachés à leur insertion fémorale, le ligament postérieur est en partie déchiré, les ligaments croisés sont détachés du fémur ou plus rarement du tibia.

B. *Sur les sujets avancés en âge, ou même les adultes de mauvaise constitution, à système osseux très friable* la même expérience brise inévitablement les extrémités articulaires. Le tibia a été fracturé 6 fois sur 8, et le fémur 2 fois seulement. Il n'est même pas rare d'observer seulement l'écrasement de la surface articulaire du tibia du côté où les os sont pressés l'un contre l'autre.

C. *Sur les cadavres des jeunes sujets*, on observe au lieu de la fracture des extrémités articulaires, le décollement des épiphyses ».

Si nous avons cité Bonnet aussi longuement, c'est pour montrer que nos expériences ne ressemblent pas du tout à celles faites par ce chirurgien. Ainsi Bonnet supprime tout mouvement de rotation de la jambe sur la cuisse; il use de traumatismes considérables, déterminant de grands désordres. Ces résultats n'ont qu'une valeur expérimentale, car, dans la pratique, il se produit toujours, de concert avec le mouvement d'abduction, un mouvement de rotation de la jambe sur la cuisse d'amplitude variable. Lorsqu'il a voulu étudier les effets de la rotation de la jambe sur la cuisse, il a immobilisé le fémur et s'est servi du pied comme d'un levier pour faire tourner la jambe, il a obtenu des fractures.

Segond a montré l'importance des mouvements de rotation dans la rupture des ligaments. Mais ces expériences sont encore trop théoriques. « Pour étudier, dit-il, les désordres anatomiques qui se produisent dans le genou sous l'influence d'une rotation forcée de la jambe, nous avons toujours eu soin de prendre la jambe à pleine main pour la porter en rotation forcée. Pendant que nous produisions ce mouvement un ou deux aides immobilisaient le fémur. En procédant ainsi nous avons presque toujours produit des lésions dans le genou ». Et il conclut : « Ce qu'il faut retenir, c'est que si la jambe est fléchie au-delà de l'angle droit, ce n'est plus tel ou tel mouvement de rotation qui commande les lésions, mais bien la situation du talon relativement à la cuisse. Si le talon se porte en dehors de la cuisse, c'est vers le ligament latéral interne que se produisent les lésions. C'est au contraire vers les liens articulaires externes que se produisent les lésions si le talon est porté en dedans de la cuisse ».

La critique de ces expériences est aisée. M. Segond étudie les différentes lésions produites par la rotation de la jambe sur la cuisse, la jambe étant étendue, fléchie à angle droit ou fléchie au-delà de l'angle droit. Ce sont des lésions dues à des mouvements de rotation pure. Il nous semble imprudent de transporter en clinique des résultats expérimentaux obtenus dans des conditions aussi schématiques ; car, dans une chute, en même temps qu'il se produit un mouvement de rotation de la jambe, il se produit des mouvements d'adduction ou d'abduction, combinés généralement à la flexion forcée, due au poids du corps qui représente la force qui agit sur les ligaments.

Ce qu'il faut surtout remarquer, c'est que dans son article intitulé « Recherches cliniques et expérimentales sur les épanchements sanguins du genou par entorses », M. Segond avait pour but de rechercher les causes de l'hémarthrose ; à ce sujet il a repris les expériences de Bonnet qu'il a confirmées ; il a en outre produit, pour la première fois, par la rotation de la jambe, une lésion qui siège en arrière du tubercule de Gerdy. Il insiste sur cette lésion pour montrer qu'elle peut produire l'hémarthrose et, incidemment, pense qu'elle doit être fréquente dans l'entorse en se basant sur ce fait, qu'il croit que, dans une chute, la jambe se tord en dedans. Or, nous pensons au contraire pour des raisons de statique normale, la simple observation et la clinique confirmant notre manière de voir, que, dans un faux pas, le genou se porte en dedans, la jambe tourne en dehors et les lésions se font au niveau de l'appareil ligamentaire interne. Quoiqu'il en soit, les auteurs des traités ont encore exagéré les conclusions de M. Segond, et ils ont décrit, comme lésion habituelle de l'entorse du genou, une lésion exceptionnelle, que M. Segond n'avait obtenue que 17 fois sur 38 genoux en se plaçant dans les conditions les plus favorables.

Le même auteur pense que l'hémarthrose est due surtout aux lésions intra-articulaires, ligament adipeux entre autres ; dans nos expériences, nous n'avons pas trouvé de lésions à ce niveau, bien que les observations que nous rapportons se soient toujours accompagnées d'hémarthrose. D'ailleurs les lésions expérimentales observées au niveau du ligament latéral interne sont bien suffisantes pour expliquer l'hémorragie.

II. — Anatomie

Avant d'aborder l'étude expérimentale de l'entorse du genou par abduction et rotation externe de la jambe, il nous semble utile de décrire quelques détails anatomiques qui n'ont pas encore été signalés par les auteurs ou sur lesquels ils ont peu insisté.

Ces notions nous serviront à mieux comprendre la variété d'entorse que nous étudions.

Le ligament latéral interne est décrit de façon assez variable suivant les auteurs. Poirier, avec raison, le divise en deux portions : une portion antérieure ou ligament latéral interne proprement dit, et une portion postérieure ou ligament interne accessoire.

Le ligament latéral interne proprement dit s'insère en haut au-dessous du tubercule du troisième abducteur, et sur son versant antérieur. Il est donc beaucoup plus près du tubercule que ne le figurent certains auteurs. Les fibres tendineuses du troisième adducteur et du ligament se confondent presque à leur insertion. Ceci a une certaine importance, car nous verrons plus loin que, lorsque le ligament latéral interne, dans l'entorse du genou, arrache son insertion osseuse, il enlève avec lui les fibres les plus inférieures du tendon du troisième adducteur. En arrière ses fibres ne dépassent guère le niveau de ce tubercule. En outre leurs insertions se font souvent suivant une ligne courbe à convexité supérieure, les fibres occupant la partie médiane du ligament et constituant sa portion principale s'insérant le plus haut.

Ce sont donc ces fibres qui auront à supporter l'effort principal dans les mouvements d'abduction de la jambe. Ainsi s'explique que, dans nombre de cas où nous avons obtenu un arrachement partiel du ligament, ce sont les fibres médianes qui ont été arrachées; celles qui occupent les parties latérales du ligament ayant gardé leurs insertions fémorales.

Tandis que l'insertion supérieure du ligament forme un faisceau compact, l'insertion inférieure est, au contraire, dispersée. Le ligament à ce niveau s'étale, perd toute épaisseur, les fibres s'écartent parfois les unes des autres et représentent pour ainsi dire, une gouttière embrassant dans sa concavité la crête interne du tibia. De plus l'adhérence de ces fibres avec le tibia se fait sur une grande étendue, elles acquièrent ainsi une solidité plus grande, et à ce niveau, nous les trouverons toujours rompues, jamais arrachées. Ces conditions nous expliquent encore que nous n'ayons jamais trouvé d'arrachement osseux à ce niveau.

Le bord antérieur du ligament est assez net, il forme un relief arrondi, facile à isoler des parties voisines dans sa portion supérieure ou sus-méniscale. Le ligament lui-même dans cette portion supérieure s'isole facilement de la capsule et il est possible de passer le manche du scalpel entre lui et la capsule. A sa partie toute supérieure, on constate dans près de la moitié des cas l'existence d'une petite bourse séreuse de la dimension d'une pièce de 50 centimes, séparant la face profonde du ligament de la capsule articulaire.

Dans sa portion inférieure ou sous-méniscale le ligament est moins net, ses limites moins distinctes, mais il est encore possible de l'isoler de la capsule.

Le bord postérieur du ligament se confond plus ou moins en arrière avec le ligament latéral interne accessoire.

Le ligament latéral interne est constitué par deux

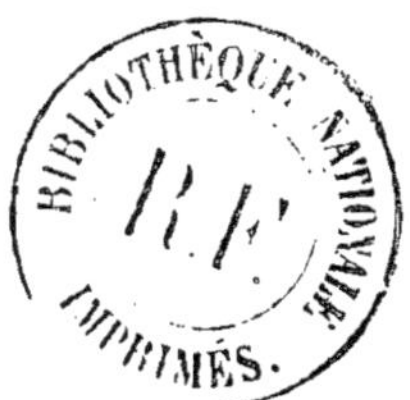

ordres de fibres : des *fibres longues* qui vont d'une extrémité à l'autre du ligament; ce sont de beaucoup les plus nombreuses et les plus fortes. Elles sont les plus superficielles. A la face profonde du ligament se trouvent les *fibres courtes*, elles vont de l'insertion du ligament aux bords du ménisque interne, sur la circonférence desquelles elles viennent se perdre. Il en résulte, entre le ménisque et le ligament, une adhérence intime : ces fibres, avec le ligament latéral interne accessoire, assurent les déplacements du ménisque.

Enfin ajoutons que, chez la femme, nous avons trouvé, toutes proportions gardées, le ligament latéral interne toujours moins développé que chez l'homme et réduit quelquefois à un mince rideau fibreux. Aussi chez elle les lésions expérimentales ont plus de variabilité, et l'on observe assez souvent des déchirures du ligament, de siège et d'aspect variables. Cliniquement, les signes sont moins nets que chez l'homme, la douleur souvent plus diffuse. Il est vrai que cette fragilité du ligament est balancée par la friabilité plus grande du tissu osseux en général, d'où la possibilité des arrachements osseux.

Quant à la synoviale, elle est très rapprochée de l'insertion du ligament, ce contact est plus intime lorsque la bourse séreuse située à la face profonde du ligament est absente ; l'ouverture de la synoviale nous a paru alors constante, même avec un faible arrachement du ligament. Arrivé au bord postérieur du ligament latéral interne, le point de réflexion de la synoviale s'abaisse et se rapproche de l'extrémité inférieure du condyle; au niveau du bord antérieur du ligament la synoviale remonte sur le condyle, elle décrit ainsi une courbe à concavité supérieure, déterminée par la présence du ligament. On comprend que le ligament, désinséré à sa partie supérieure, tirera sur la synoviale et la déchirera facilement. Remarquons que le point de réflexion de la synoviale sur le fémur, en avant du ligament latéral interne, est très superficiel, et, sur un genou maigre, il est très facile de se rendre compte de l'épaississement de la synoviale, cas assez fréquent dans les suites de l'entorse interne du genou.

III — Expériences. Mécanisme.

Anatomie pathologique

Nous n'avons fait qu'une seule série d'expériences et nous nous sommes toujours placé dans les mêmes conditions. Après quelques tâtonnements nous avons adopté une méthode unique d'expérimentation parce qu'elle nous a permis de produire avec le minimum d'effort, un ensemble de lésions quelquefois fort graves et toujours du même type. Les signes de ces lésions sur le cadavre, la dissection des pièces expérimentales concordent entièrement avec les faits cliniques ce qui nous garantit la valeur de notre méthode et des résultats obtenus.

Conditions d'expérience

1° *Abduction simple de la jambe, le membre étant dans l'extension complète.* — Deux aides maintiennent l'un le bassin, l'autre la cuisse.

Si l'on a à faire à un sujet de vigueur moyenne la rupture du ligament latéral interne est impossible. On produirait plutôt un écrasement du plateau tibial et une fracture trabéculaire.

2° *Abduction simple de la jambe fléchie sur la cuisse de 45 à 90°.* — L'arrachement du ligament ne se fait qu'au prix de gros efforts.

3° *Abduction simple de la jambe, la jambe fléchie sur la cuisse au delà de l'angle droit.*

La rupture est difficile, mais se fait plus facilement que dans les conditions précédentes.

C'est dans ces conditions que nous avons fait nos premières recherches expérimentales. Elles nous ont montré que les différences dans la difficulté à obtenir l'arrachement du ligament latéral interne tiennent à ce fait que, *si la jambe est fléchie, il est impossible* à un homme placé dans les conditions ordinaires de *porter la jambe en abduction sans qu'il se produise un certain degré de rotation en dehors de la jambe. La rotation est d'autant plus marquée que la jambe est plus fléchie;* elle est nulle quand le membre est en extension complète. La rupture du ligament latéral interne est donc d'autant plus facile que la rotation est plus étendue.

C'est en partant de cette idée que nous avons

modifié notre manière de faire et surtout en nous basant sur l'interrogatoire des malades. En effet, ceux-ci se font le plus souvent leur entorse à la suite d'un faux pas. Le pied appuyé par la partie interne de son talon antérieur, c'est-à-dire au niveau de la tête du premier métatarsien, le genou se porte en dedans en même temps qu'il se produit une flexion de la jambe. Il y a dans ce mouvement une rotation en dehors considérable de la jambe sur son axe due à la rotation externe du pied qui a supporté le poids du corps au début de la chute.

C'est ce mouvement que nous avons reproduit en nous plaçant dans les conditions expérimentales suivantes : un aide fixe le bassin en appuyant sur les épines iliaques ; nous saisissons alors fortement le pied au niveau de la tête des métatarsiens ; la jambe étant fléchie au delà de l'angle droit, un genou est appuyé à la face externe du condyle fémoral pour fixer la cuisse et nous portons brusquement le pied en dehors.

Il se produit un craquement assez fort qui annonce la rupture du ligament. Le plus souvent l'expérience réussit à la première tentative. Ainsi, en se rapprochant le plus possible des conditions cliniques, on peut seul, et d'une seule main, produire l'arrachement du ligament latéral interne. Dans de telles conditions, l'expérience a beaucoup de chances de répondre à la réalité.

En somme, on produit une flexion de la jambe avec abduction et rotation en dehors en se servant du pied comme levier.

Lésions anatomiques. — Les lésions constatées sont d'un type à peu près constant, quoique variable d'intensité. On observe depuis l'arrachement partiel ou total de l'insertion supérieure du ligament latéral interne jusqu'à un arrachement osseux, comprenant toute la région qui sert à cette insertion ; c'est alors un véritable arrachement tubérositaire.

Désinsertions partielles. — *Arrachement ligamentaire.* — Pour décrire ces désordres, nous irons de la lésion la plus simple à la plus étendue. Le premier degré de l'entorse interne du genou répond à une désinsertion partielle de l'extrémité supérieure du ligament. Ce ligament a une largeur d'environ 6 à 8 millimètres et présente une disposition variable. Les fibres les plus élevées, c'est-à-dire celles qui prennent leur insertion le plus haut sur le condyle fémoral, répondent ordinairement à la partie la plus épaisse et la plus résistante du ligament. Elles occupent soit la partie antérieure, soit la partie moyenne du ligament. Dans les désinsertions partielles, ce sont toujours ces fibres qui sont déchirées. On pourrait ainsi distinguer deux types d'arrachement partiel, selon que c'est la partie antérieure ou la partie moyenne du ligament qui est arrachée. Lorsque c'est la partie moyenne du ligament qui est arrachée (fig. 1 et 2), on voit les fibres antérieures et postérieures conserver leurs insertions ; entre ces deux trousseaux fibreux le tissu spongieux est mis à nu. La plaie est limitée en bas par l'extrémité supérieure des fibres désinsérées qui sont restées unies et qui gardent fixées à leurs extrémités de fines particules osseuses.

Lorsque c'est la partie antérieure du ligament qui est arrachée, les fibres les plus antérieures sont lar-

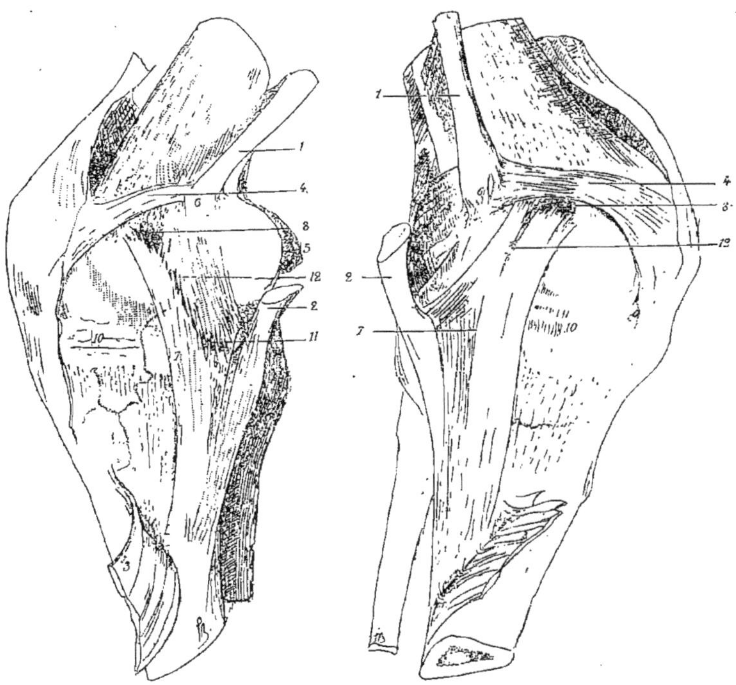

Désinsertions partielles du ligament latéral interne

1. Tendon du 3e adducteur ; 2. Demi-membranenx ; 3. Patte d'oie ; 4. Aileron interne ; 5. Jumeau interne ; 6. Tubercule du 3e adducteur ; 7. Ligament latéral interne ; 8. Insertion supérieure du ligament ; 9. Ouverture de la synoviale ; 10. Ménisque interne ; 11. Déchirure du ligament siégeant au ras du bord supérieur du ménisque ; 12. Déchirures longitudinales du ligament interne.

gement séparées de leur point d'insertion et cette distance diminue à mesure qu'on se rapproche des parties intactes. En même temps, elles sont écartées du fémur et présentent un mouvement de torsion, indice du mouvement de rotation suivant lequel s'est effectué l'effort.

Désinsertion totale du ligament (Fig. 3 et radiographie 2). — Dans ce cas, le ligament latéral interne est totalement désinséré à son extrémité supérieure ; la portion principale, ou ligament latéral interne proprement dit, est nettement séparée de sa portion accessoire intacte. Quelques déchirures longitudinales les séparent l'une de l'autre. La surface d'insertion supérieure du ligament est mise à nu, le tissu spongieux est découvert. On trouve de fines granulations osseuses attachées à l'extrémité des fibres du ligament ; mais jamais ces débris de tissu osseux ne forment une lame compacte, comme dans l'arrachement osseux. La surface osseuse découverte a sensiblement les dimensions d'une pièce de vingt centimes.

La radiographie ne donne rien dans ces cas, lorsqu'elle est faite peu après le traumatisme. Mais si elle est faite à un intervalle éloigné de quelques mois, et lorsqu'on se trouve en présence d'un sujet jeune, on obtient un résultat positif. On voit, comme dans la radiographie 2, qui est celle du malade de l'observation X, une ombre accolée au bord interne du fémur et s'étendant du point d'insertion du ligament latéral interne à l'extrémité inférieure du fémur. Cette ombre est la prolifération osseuse qui se fait à l'extrémité des fibres ligamentaires arrachées, elle se produit là, comme elle se produit au niveau des autres articulations, du coude par exemple, à la suite de luxations ou de déchirures ligamentaires.

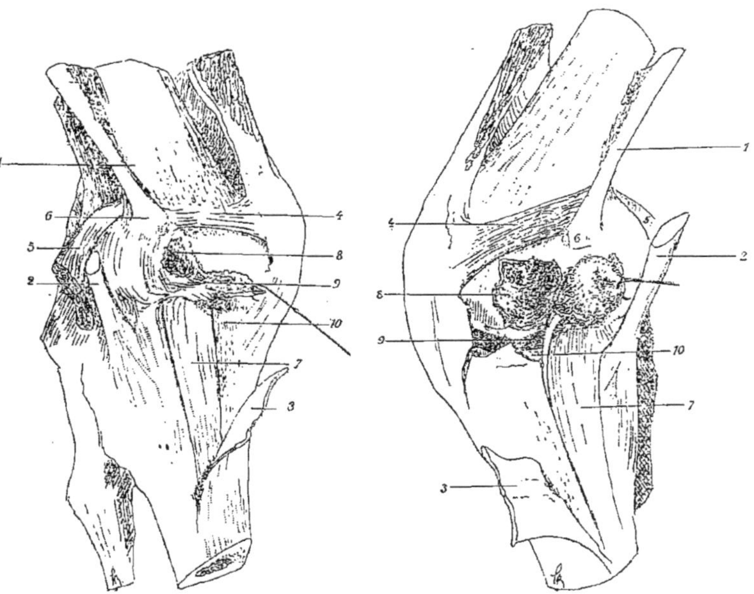

Fig. 3. Désinsertion totale du ligament.
Fig. 4. Arrachement osseux.

Arrachement osseux (Fig. 4 et radiographie 1). — Dans ce cas, le ligament latéral est intact. Il arrache avec lui son insertion osseuse. Les dimensions de la surface détachée, varient entre celles d'une pièce de 20 centimes et celles d'une pièce de 2 francs. L'épaisseur est à peu près constante, elle comprend la lame du tissu compact et une faible couche de 2 à 4 millimètres de tissu spongieux.

La radiographie donne alors des résultats très nets, comme en témoigne l'épreuve ci-contre, qui est celle du malade de l'observation I.

Dans ces cas d'arrachement osseux, la synoviale est presque toujours ouverte.

En même temps que son insertion, le ligament latéral interne arrache avec lui la partie de l'os située immédiatement au-dessus de lui, c'est-à-dire la partie inférieure du tubercule du 3e adducteur, ou tubercule du condyle interne. Une partie des fibres tendineuses de ce muscle sont ainsi dilacérées, ce qui explique la douleur à la contraction des adducteurs qu'on observe dans beaucoup de cas d'entorse.

L'aileron rotulien est en général intact, il passe au-dessus de la lamelle osseuse arrachée.

Les lésions varient suivant certaines conditions. *Chez la femme*, le ligament est quelquefois excessivement petit ; dans deux cas, nous avons trouvé le ligament latéral interne dilacéré et désinséré en partie à son extrémité inférieure. Il est vrai de dire que le ligament était très peu développé. Quand il a un développement normal, on observe plutôt un arrachement osseux parce que l'os est gras et plus friable. La simple désinsertion du ligament avec mise à nu du tissu spongieux se voit plutôt chez l'homme. *Chez le vieillard*, ainsi que chez les adultes d'aspect débile ou qui ont subi une dénutrition profonde, l'arrachement osseux est la règle.

Lésions accessoires. — Dans le cas d'arrachement

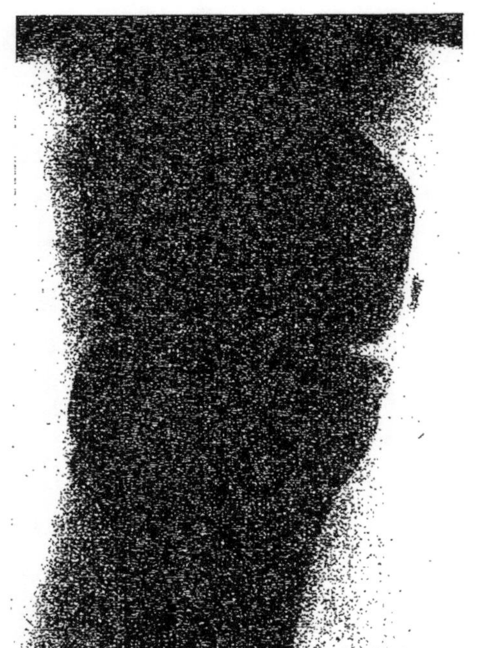

1. Arrachement osseux (obs. I).

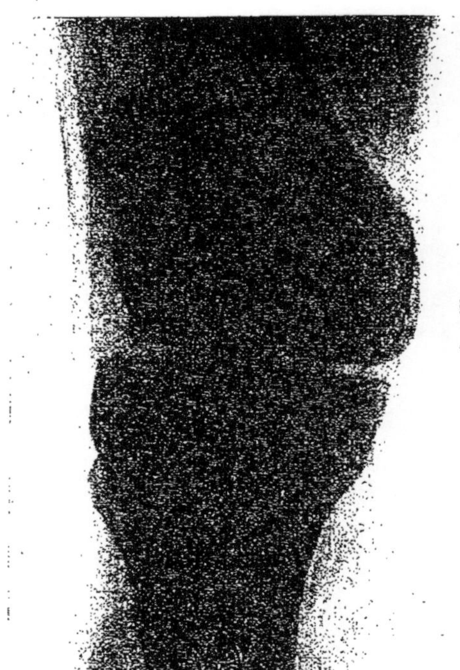

2. Désinsertion totale du ligament (obs. X).

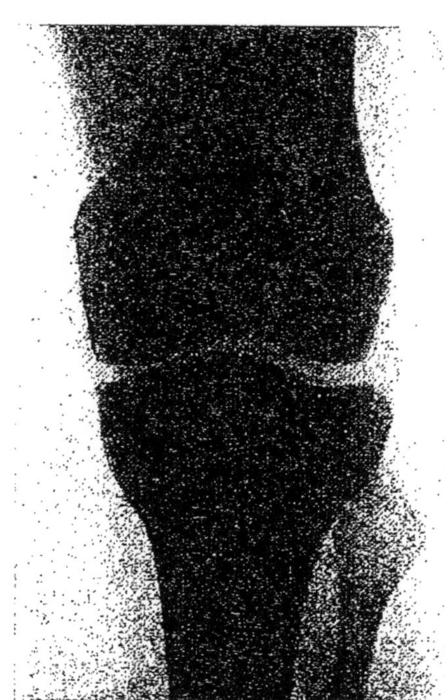

3. Arrachement des ligaments croisés (obs. XI).

osseux ou de désinsertion totale du ligament, le ligament latéral interne est séparé de sa portion accessoire et quelques fibres sont dilacérées à ce niveau, ce qui est bien suffisant pour expliquer la douleur légère et de courte durée que l'on trouve souvent à cet endroit.

Autres lésions. — Chez un homme, sur les deux genoux duquel nous avions expérimenté, nous avons trouvé d'un côté une désinsertion ordinaire du ligament, de l'autre une lésion particulière.

L'insertion inférieure du ligament latéral interne était arrachée ; il existait, en outre, un arrachement osseux, à la face profonde du ligament latéral interne. C'était une lamelle de tissu compact comprenant juste la couche de ce tissu : elle avait 5 à 7 millimètres de hauteur et 1 cm. 5 de largeur dans le sens transversal. Elle s'étendait tout le long de la face profonde du ligament latéral interne et le dépassait un peu en avant. Elle représentait le bord supérieur du plateau tibial. Le cartilage articulaire n'était pas lésé, mais simplement soulevé et décollé de la parcelle osseuse arrachée. Cette lamelle était intra-articulaire. Elle avait été arrachée par les fibres de la capsule qui s'étendent entre le ménisque et le tibia.

D'autres lésions peuvent venir compliquer la lésion principale, ce sont des déchirures des surtouts fibreux latéro-rotuliens. Nous avons trouvé parfois une petite lésion au niveau de l'insertion sur le condyle interne du ligament croisé, mais *jamais* de déchirure vraie du ligament, ou d'ouverture de la synoviale. C'est certainement là une lésion accessoire dans l'entorse interne, elle doit suffire pourtant pour provoquer de la douleur au niveau du creux poplité.

Jamais ce ligament n'est désinséré en totalité; on trouve seulement quelques fibres détachées de leur insertion tibiale, sans que cet arrachement soit suffisant pour déchirer la synoviale. Chez un sujet jeune, la radiographie faite à quelques mois de distance peut montrer une réaction osseuse, comme dans la radiographie 3, de l'Observation XI, où l'on voit que les deux épines du tibia sont noyées dans une masse osseuse.

Nous avons expérimenté sur 40 genoux d'adultes, voici nos résultats :

1, Expérience négative, pas de lésions;
2, Arrachements d'un fragment tibial;
18, Arrachements osseux;
10, Arrachements totaux du ligament;
7, Arrachements partiels du ligament;
3, Déchirures du ligament portant sur sa portion inférieure.

Nous ne faisons pas rentrer dans cette statistique des cas où, malgré une dissection minutieuse, nous n'avons pas trouvé de lésion. En pratiquant cette expérience on produit souvent un craquement assez fort au niveau du genou; ce craquement est dû probablement à un simple déplacement des surfaces articulaires. Il est analogue à celui qu'on produit par la flexion exagérée de la première phalange sur les métacarpiens. Au genou, sur le vivant, on peut le provoquer en appuyant le pied sur le sol par la tête du premier métatarsien et en portant le genou en dedans, le pied se mettant en rotation externe. C'est parce que nous connaissions mal ce fait que beaucoup de nos premières expériences ont été négatives.

IV. — Etiologie.

Fréquence par rapport aux autres entorses du genou. — Les entorses du genou par arrachement du ligament latéral interne constituent la plus grosse partie des entorses du genou. C'est à peu près la seule variété d'entorses que nous ayions observée, depuis deux ans que nous les recherchons systématiquement. Nous n'en rapportons que quelques observations, parce qu'il nous a paru inutile de multiplier les exemples. Ce que nous voulons faire observer, c'est que la variété d'entorse avec arrachement du ligament latéral interne est la forme la plus ordinaire de l'entorse du genou.

L'arrachement du ligament latéral interne se trouve surtout chez l'adolescent et l'adulte entre quinze et cinquante ans. Chez l'enfant, il est probable qu'on aurait plutôt une divulsion épiphysaire ; l'élasticité des tissus joue certainement un grand rôle.

Chez la femme, au point de vue clinique, comme au point de vue expérimental, les lésions ont plus de variabilité, à cause de la faiblesse plus grande des ligaments. L'entorse est plus rare chez elle, ses occupations l'exposant moins aux traumatismes.

L'accident survient, le plus souvent, en descendant un escalier. Le malade fait un faux pas, le genou se porte en avant et en dedans, la jambe se fléchit sur la cuisse et le malade tombe assis sur son membre inférieur. Ou bien l'accident survient à l'occasion d'un saut, d'une chute, ou en marchant sur un terrain inégal ; mais à peu près toujours, le malade déclare que le genou lésé a été porté en dedans.

Dans nos observations, c'est surtout le genou gauche qui a été le siège de l'entorse ; nous ne nous expliquons pas la raison de cette prédilection. Roux a déjà fait la même remarque en ce qui concerne la méniscite traumatique chronique, et nous verrons que la désinsertion du ligament latéral interne se complique souvent de méniscite.

V. — Pathogénie.

La fréquence de la lésion que nous avons décrite tient à une cause physiologique. En effet, nous voyons sur le squelette que l'axe de la cuisse fait avec l'axe de la jambe un angle à sommet interne. Sur le squelette ou sur le cadavre, si on laisse porter le poids du corps sur un seul membre, le genou du côté considéré se porte en avant et en dedans, exagérant ainsi l'angle normal.

La même expérience montre que le genou n'a aucune tendance à se porter en dehors. L'entorse du genou se produira donc par l'exagération d'une disposition normale.

L'accident arrive de la façon suivante. C'est, le plus souvent, un individu qui descend un escalier, il fait un faux pas, le pied se met en valgus, déterminant la rotation de la jambe en dehors, le genou se porte en dedans et l'individu tombe, tout le poids du corps portant sur le membre qui s'est dérobé et fléchi.

Dans des cas plus rares, l'entorse peut survenir par choc direct sur le plateau tibial (Obs. I) ou par un mouvement brusque et violent d'adduction de la jambe (Obs. X).

Voyons pourquoi les lésions portent à peu près de façon constante sur la partie supérieure du ligament. Cela tient à plusieurs causes : petite surface d'insertion du ligament, tissu osseux plus friable et surtout mouvement de rotation. L'insertion inférieure du ligament est étalée, les fibres adhèrent au tibia sur une longue étendue, l'insertion supérieure est, au contraire, ramassée en un faisceau épais, s'insérant sur une petite surface.

D'autre part, cette insertion répond au versant antérieur du tubercule du condyle interne qui est criblé d'orifices vasculaires, par conséquent plus friable. Enfin, la rotation joue le principal rôle. Le ligament latéral interne présente cette particularité d'être constamment tendu. Dans l'extension, il est faiblement et également tendu dans toutes ses parties. Dans la flexion il est tendu, mais ce sont ses fibres antérieures et surtout ses fibres les plus élevées qui se tendent les premières ; puis, à mesure que la flexion s'accentue, les fibres postérieures se tendent à leur tour en tirant sur leur insertion supérieure suivant une direction oblique en bas et en arrière. Les fibres subissent ainsi un mouvement de torsion que nous avons vu très net sur certaines pièces où le ligament arraché, semblait en même temps tordu. Dès lors, la désinsertion du ligament s'explique facilement. Les fibres n'étant pas tendues en même temps, s'arrachent successivement les unes après les autres. Ce fait nous explique aussi l'importance de la rotation de la jambe dans la production de l'arrachement du ligament latéral interne et l'impossibilité où nous nous sommes trouvés de produire cet arrachement dans l'extension complète de la jambe sur la cuisse. Ce mécanisme nous fait voir qu'il n'est pas besoin d'un traumatisme considérable pour produire un arrachement partiel du ligament et que, dans ces cas, si quelques fibres seulement sont arrachées, on peut avoir les signes nets de lésion du ligament, avec une mobilité latérale peu marquée et quelquefois nulle.

D'autre part, il nous a paru que l'on avait d'autant plus de chance d'avoir un arrachement partiel du ligament que l'on avait produit une rotation plus marquée. C'est dire que l'abduction de la jambe pratiquée en saisissant le pied au niveau des métatarsiens donnerait un arrachement partiel, tandis que si l'on a saisi le membre inférieur au niveau de la tibio-tarsienne ou du tarse, on aurait plutôt un arrachement total.

VI. — Symptomes. Evolutions.

A la suite d'un faux pas, d'une chute, un individu « se tord le genou ». Il perçoit un craquement au niveau du genou, en même temps qu'une douleur vive. En général il peut se relever seul, mais il éprouve les plus grandes peines à marcher. Souvent le genou devient gros, distendu dans les trois ou quatre premières heures qui suivent l'accident.

On constate alors les signes suivants : le genou est en légère flexion, il est gros, les culs-de-sac distendus, les méplats rotuliens effacés. Le choc rotulien est net, plus tard, dans les cas d'épanchement abondant, il sera parfois difficile à mettre en évidence à cause de la trop grande distension de l'article.

La douleur est diffuse dans tout l'article, très vive dans les cas d'épanchement abondant et dure pendant toute la formation de l'épanchement. Elle est continue et provoque souvent l'insomnie ; elle est due à la distension de la synoviale. Elle a un siège électif, maximum, facile à mettre en évidence par la pression immédiatement au-dessous du tendon de l'adducteur, au niveau de l'insertion supérieure du ligament latéral interne. Elle s'étend en bas le long du bord postérieur du ligament, mais moins marquée, et disparaissant vite.

Cette douleur à l'insertion supérieure du ligament est le signe capital. Dans les cas très légers elle existe seule ou à peu près. Il faut alors, pour bien lui donner sa valeur, repérer exactement l'interligne. Même dans ces cas, il est rare, que l'on ne voit pas apparaître dans les huit premiers jours une très petite ecchymose, bien localisée au niveau du ligament. Il faut rechercher avec soin ce siège précis et électif de la douleur, car, dans une entorse légère, avec désinsertion de quelques fibres seulement, cette douleur sera le signe principal et presque unique. Les autres signes, tels que le choc du plateau tibial, la mobilité latérale, n'appartiennent qu'aux entorses graves et ne peuvent exister que si le ligament est totalement désinséré.

La douleur à la contraction des adducteurs est un signe qui appartient aux entorses déja graves. Elle est dûe à l'arrachement des fibres les plus inférieures du tendon du 3e adducteur. Pour la mettre en évidence, après avoir écarté le membre blessé, on commande au malade de le rapprocher du membre sain, et l'on s'oppose à ce mouvement en appliquant le bord de la main sur le bord inférieur du condyle interne, au-dessous de l'insertion supérieure du ligament interne. L'effort produit par le malade provoque de la douleur au niveau de l'insertion supérieure du ligament latéral interne. Pour donner à ce signe toute sa valeur, il est nécessaire de placer la main au-dessous de l'insertion du ligament, ce dont on est sûr quand la pression à ce niveau n'est pas douloureuse. Il ne fant pas, d'autre part, placer la main trop bas, au niveau du tibia, on tirerait sur le ligament et on provoquerait de la douleur.

La mobilité latérale, le choc du plateau tibial, sont des signes également caractéristiques. On ne les cherchera qu'après s'être assuré qu'il n'existe pas de mobilité anormale du côté opposé. Il faut examiner le membre dans l'extension complète, sinon il se produit des mouvements de flexion qui peuvent induire en erreur. Le médecin placé en dehors, appuye son genou à la face externe de la partie inférieure de la cuisse pour immobiliser le membre, une main saisit la jambe par dessous pendant que l'index de l'autre main est appliqué en dedans au niveau de l'interligne. Si l'on porte alors la jambe en dehors on constate une mobilité latérale anormale et un léger diatasis de l'articulation, la pulpe de l'index peut quelquefois s'introduire entre le tibia et le fémur. Si l'on reporte brusquement la jambe en dedans on perçoit le *choc du plateau tibial* contre le condyle interne. Inutile de dire que cette manœuvre est souvent douloureuse et qu'elle doit être faite avec ménagement.

Le relâchement du ligament latéral interne est perçu dans la manœuvre précédente; la pulpe de l'index placé au niveau du ligament latéral interne sent sur un genou sain, le bord antérieur du ligament se tendre et former une corde rigide. Lorsque le ligament est arraché on ne perçoit plus cette sensation.

Enfin sur le cadavre, dans les cas d'arrachement osseux, la recherche des mouvements de latéralité produisait une crépitation des plus nettes au niveau de la lésion. Nous n'avons jamais recherché ce signe avec insistance à cause de la douleur provoquée et de peur d'augmenter l'hémarthrose.

L'impotence fonctionnelle est considérable, la

flexion est douloureuse et difficile de même que l'extension complète. La marche est à peu près impossible.

L'ecchymose en général est tardive et apparaît du 5e au 7e jour. Dans les cas légers, elle est de faible étendue, limitée à la région malade et descend un peu vers la face postérieure du genou. Dans les cas graves, elle est étendue et remonte à la face interne de la cuisse, le long des adducteurs, presque vers le périnée. Cette marche tient à ce que le siège est ordinairement placé plus bas que le genou, lorsque le malade est au lit. Rarement l'ecchymose descend vers la jambe. Elle commence à s'effacer vers le 15e jour, mais c'est au niveau de l'arrachement du ligament qu'elle persiste le plus longtemps.

On peut aussi voir apparaître des ecchymoses à la face externe du genou, le long de la rotule, mais ces ecchymoses sont légères, peu marquées et disparaissent rapidement. Elle répondent, sans doute, à de petites déchirures fibreuses des expansions aponévrotiques latéro-rotuliennes, comme nous en avons trouvé parfois dans nos dissections. Dans les premiers jours ces lésions se manifestent par une douleur légère, diffuse, mal localisée à la face externe de la rotule.

L'épanchement articulaire apparaît rapidement. Suivant la rapidité de sa formation il faut distinguer deux formes. l'hémarthrose et l'hydro-hémarthrose. *L'hémarthrose* est caractérisée par l'épanchement dans l'articulation de sang à peu près pur. Le gonflement débute dans les trois premières heures après l'accident. Il atteint son maximum dans les 24 premières heures qui suivent et provoque une vive douleur, le genou est légèrement fléchi. Dans les premiers temps la synoviale est tellement distendue qu'il est impossible de produire le choc rotulien. Cette forme rapide d'épanchement s'accompagne d'ecchymoses étendues et de longue durée. Elle est due à l'ouverture de la synoviale, fréquente dans les désinsertions complètes du ligament, presque constante dans l'arrachement osseux. Cette hémorragie abondante ne peut surprendre si l'on se souvient que le ligament s'insère sur une région très vasculaire de l'os et qu'à ce niveau de nombreuses artérioles pénètrent dans l'épiphyse fémorale. D'ailleurs nous avons trouvé souvent sur le cadavre de petits vaisseaux déchirés avec le ligament, et donnant lieu à un petit épanchement sanguin. C'est là, la source certaine de l'hémorragie. Nous n'avons jamais trouvé de rupture vasculaire au niveau du ligament adipeux (Segond). D'ailleurs cet organe (Poirier), parfois réduit à un simple tractus fibreux, est souvent avasculaire. *L'hydro-hémarthrose* est beaucoup moins rapide; elle atteint son maximum au bout de 2 ou 3 jours, la ponction ramène un liquide séro-hématique. La douleur est moins vive. Le liquide épanché est constitué surtout par la réaction de la synoviale, déterminée par le sang épanché. Cette forme correspond aux désinsertions partielles du ligament, où l'ouverture de la synoviale est exceptionnelle.

L'hémorragie intra-articulaire s'accompagne d'une légère élévation de température, 37°,5 à 38 ; mais on peut voir la température monter jusqu'à 39° et plus (Broca). Au bout de 2 ou 3 jours la température tend à devenir normale. Cette hyperthermie est bien connue aujourd'hui ; elle est due à la résorption sanguine et doit être rapprochée de la fièvre dans les fractures fermées (Gangolphe et Nové-Josserand).

Le sang épanché dans l'articulation généralement ne se coagule pas. Dans les cas où l'on a fait une ponction, on a toujours retiré une quantité de sang notable, ; l'intégrité presque complète de la synoviale explique bien cette absence de coagulation ; il n'y a ici rien de comparable à ce qui se passe dans les fractures de la rotule ; les lambeaux de la capsule et des surtouts rotuliens pénètrent dans l'articulation et jouent le rôle de corps étrangers, ce qui est une condition très favorable à la coagulation du sang.

Evolution

Vers le cinquième ou sixième jour, quelquefois même avant, l'épanchement reste stationnaire.

La résorption commence presque immédiate, et son premier signe est la tension moindre du liquide intra-articulaire. Aussi le genou cesse d'être douloureux spontanément, le choc rotulien est facile à mettre en évidence. On peut alors sentir la crépitation sanguine, au niveau des ecchymoses, à la face interne du genou, le long de la cuisse, plus ou moins haut vers le périnée, suivant l'abondance de l'hématome. Quelquefois nous l'avons trouvée tardivement, localisée uniquement à l'insertion supérieure du ligament.

La durée de l'épanchement varie suivant deux facteurs : la gravité de la lésion et l'âge du sujet. Le rôle de la lésion sera étudié plus bas ; quant à l'âge du sujet, il a une importance moindre ; d'une façon générale l'épanchement se résorbe assez facilement chez le jeune sujet, surtout si l'on prend soin de lui faire garder l'immobilité un temps suffisamment long. Chez l'homme de l'âge mûr et chez le vieillard, la résorption est beaucoup plus lente, d'autant plus que des questions de diathèse peuvent venir entraver cette résorption.

Ajoutons que, dans les premiers jours où l'on permet la marche, on voit souvent se produire un peu d'épanchement articulaire le soir. Il faut attribuer ce gonflement à la fatigue, et ne pas le mettre sur le compte de l'épanchement sanguin survenu immédiatement après l'entorse, car ce dernier est justiciable de la ponction, tandis que l'hydarthrose du soir est justiciable du massage. Dans les formes légères de l'entorse cette hydarthrose disparaît vite ; dans les formes graves, au contraire, elle persiste et même peut s'aggraver. Elle indique qu'il ne faut pas abandonner son malade, mais se préoccuper de son entorse, car des complications ultérieures pourraient survenir.

Plus tard, l'*atrophie musculaire* commence à se manifester, visible surtout à la face antérieure de la cuisse. Le quadriceps est flasque à la palpation et la mensuration de la cuisse, pratiquée à 30 centimètres de la pointe de la rotule, donne ordinairement une différence de 2 centimètres au profit du membre sain.

Formes Cliniques

On peut distinguer deux grandes formes cliniques de l'entorse du genou avec arrachement du ligament latéral interne : une forme légère, bénigne, correspondant à une désinsertion partielle du ligament, et une forme grave correspondant à la désinsertion totale du ligament ou à l'arrachement de la portion osseuse sur laquelle il s'insère.

Forme légère ; *désinsertion partielle du ligament.* — Il n'existe pas de mobilité latérale, pas de dislocation articulaire. Les signes de l'entorse sont réduits au minimum. Un seul signe est constant et toujours net : c'est la douleur exactement localisée à l'insertion supérieure du ligament et maximum en ce point. C'est le signe capital qui permet d'affirmer la lésion. D'autres signes viennent se surajouter : l'ecchymose peu marquée, la gêne fonctionnelle et l'épanchement articulaire. Même dans ces cas légers l'épanchement articulaire est à peu près constant, mais il est plus lent à se former, peu abondant, le genou est peu douloureux, il s'agit d'une hydro-hémarthrose.

Tous ces signes s'atténuent rapidement, la douleur et l'épanchement articulaire persistent en dernier lieu ; ordinairement tout disparaît vers le quinzième jour ou la troisième semaine. Quelquefois, il est vrai, l'hydarthrose reparaît dans les premiers jours de marche, mais c'est une complication fugace qui disparaît d'elle-même ; chez les vieillards elle est un peu plus tenace, il faut alors faire de la compression et surtout du massage du membre.

Forme grave. Désinsertion totale du ligament. — Dans ce cas les signes se trouvent à peu près au complet, la mobilité latérale, le choc du plateau tibial : le relâchement du ligament, et souvent la douleur à la contraction des adducteurs. Quant à la douleur au niveau de l'insertion supérieure du ligament, elle est extrêmement vive. L'épanchement est très abondant, de formation rapide et provoque une vive douleur; il est constitué par du sang à peu près pur. Il est assez lent à se résorber, et si l'on ne ponctionne pas, met souvent un mois à disparaître complètement.

Cette forme est surtout intéressante, parce que, si les malades ne sont pas soumis à un traitement sévère, elle expose souvent à des complications ennuyeuses.

VII. Complications

Les désinsertions partielles du ligament ne donnent pas de laxité articulaire, guérissent pour ainsi dire spontanément, et n'exposent pas aux complications.

Les désinsertions totales du ligament comportent, au contraire, un pronostic réservé,à cause des complications qui tiennent, croyons-nous, au trouble apporté dans la statique du genou par la laxité articulaire. Ce sont : l'*arthrite chronique*, *l'entorse récidivante*, *les proliférations synoviales ou les corps étrangers articulaires, enfin la méniscite chronique traumatique et la luxation du ménisque.*

Ces complications peuvent plus ou moins coexister sur le même sujet. Elles reconnaissent toutes la même origine qui est la mobilité anormale de l'article. Cette mobilité force la jointure à un travail pour lequel elle n'est pas faite ; la synoviale réagit en s'épaississant et en proliférant par endroits pour donner naissance aux corps étrangers ; sa sécrétion devient anormale. Le ménisque interne, dont les moyens de fixité sont faibles, se fait pincer entre le condyle et le tibia ; il s'épaissit et devient douloureux ; quelquefois même, il peut se faire pincer entre les surfaces articulaires, et l'on a alors le tableau de la luxation du ménisque. Ajoutons que le relâchement des liens articulaires expose la jointure à de nouvelles entorses qui, chaque fois, viennent irriter un peu plus la synoviale.

Ces complications sont fréquentes, car presque tous les malades atteints d'entorse grave ont présenté des accidents consécutifs. C'est qu'il est difficile de leur faire accepter une immobilisation prolongée; ils ont hâte de reprendre leurs occupations. D'autre part, le traitement par le massage et la gymnastique ne peut se faire à l'hôpital, à cause l'encombrement des services, et la plupart des malades ne le font pas chez eux, parce qu'ils n'en comprennent pas l'utilité. Deux seulement de nos malades (Obs. X et XI), qui n'appartenaient pas à la clientèle hospitalière, ont suivi un traitement consécutif; ils ont eu une guérison rapide et complète pour des accidents dont ils souffraient, l'un depuis 8 mois, l'autre depuis 3 ans.

Entorse récidivante du genou. — Ce sont des malades qui ont subi une désinsertion complète du ligament latéral interne, et qui n'ont pas été soumis à une immobilisation sévère. Après quelques semaines de repos au lit, ils se remettent à marcher.

Examinés à froid, plusieurs mois et même plusieurs années (Obs. III, X, XI et XVII) après leur accident, ils conservent les signes de diastasis articulaire. La cuisse, et quelquefois le membre tout entier, est atrophiée. La marche se fait sans gêne sur un sol égal, mais sur un terrain caillouteux ou en descendant un escalier, à l'occasion d'un saut, ces malades se plaignent d'une certaine hésitation. Après une marche un peu longue, ils fatiguent plus du côté malade ; le genou, le soir, est douloureux et gonflé par un épanchement. A l'occasion d'une chute, d'un faux-pas, l'entorse récidive avec des signes presque aussi marqués que la première fois : gonflement, douleur, impotence, et ces signes, pour rétrocéder, nécessitent quelques semaines de repos au lit. Parfois le genou est atteint d'une telle laxité que l'article est le siège d'un épanchement chronique; ces troubles peuvent revêtir une telle ténacité que des médecins avisés ont fait le diagnostic de tumeur blanche du genou.

Proliférations synoviales, corps étrangers articulaires. — On peut grouper les complications de l'entorse du genou dans trois cadres, suivant que les accidents consécutifs sont attribuables au ligament (entorse récidivante), à la synoviale (épaississement synovial, corps étrangers), au ménisque (méniscite chronique, luxation du ménisque).

Cette forme synoviale est caractérisée par une hydarthrose chronique, tandis que, dans la forme précédente, le genou est sec dans l'intervalle des récidives de l'entorse. La synoviale est épaissie, comme on a pu s'en convaincre au cours de l'opération (Obs. XV), elle est rouge, comme veloutée. Le liquide intra-articulaire plus abondant que normalement, est de coloration normale. Sur un genou maigre, il est facile de sentir la synoviale épaissie, soit au niveau de l'interligne interne, soit en avant du ligament interne, au niveau de la réflexion de la synoviale sur le fémur. Les corps étrangers sont généralement adhérents à la synoviale ; ils sont arrondis le plus souvent et, dans certains cas, peuvent être très nombreux et d'assez gros volume (Obs. I et XVI). Ils siègent le plus souvent sur les bords du tendon rotulien, sont peu douloureux et produisent pendant les mouvements une crépitation abondante. Les troubles fonctionnels sont peu marqués : limitation des mouvements dans l'extrême flexion ou l'extension complète et surtout fatigue le soir et hydarthrose.

Les proliférations synoviales, à la suite des traumatismes du genou, ont été signalées par Hoffa, et récemment Rammsteat (*Arch. f. Klin. Chirurgie*, 1909) en a rapporté 10 observations. A l'opération, il a constaté la présence d'un tissu graisseux dont la base s'insérait à la face postérieure du tendon rotulien et des ailerons et dont le sommet dentelé présentait une série de villosités dont les supérieures s'insinuaient pendant l'extension entre le fémur et la rotule, les inférieures entre le fémur et le tibia. L'extirpation de cette masse fut suivie d'une guérison parfaite. L'examen histologique ne permit de trouver que du tissu graisseux et conjonctif avec trace d'une ancienne inflammation.

Méniscite traumatique chronique. Luxation du ménisque interne. — Nous en avons plusieurs cas, mais notre observation X est très intéressante à cet égard. Ces deux accidents se trouvaient réunis chez le même malade, qui est un étudiant en médecine et qui par conséquent s'observait bien.

La luxation du ménisque se reconnaît à ses signes habituels : blocage articulaire à la suite d'un mouvement brusque, attitude en demi-flexion, douleur vive siégeant au niveau du ménisque interne et saillie plus ou moins marquée du ménisque. Un mouvement d'extension forcée suffit, en général, pour remettre les choses en place.

Cette luxation du ménisque, apparaissant à la suite de l'entorse interne du genou, ne doit pas nous surprendre. Un des principaux moyens de fixité du ménisque interne est son adhérence au ligament latéral interne. Si ce ligament est déchiré ou relaché il n'y a rien d'étonnant à ce que le ménisque, ne se prêtant plus de façon parfaite aux déplacements des surfaces articulaires, se trouve pincé dans un mouvement brusque de rotation ou d'extension.

L'entorse du genou par désinsertion du ligament

latéral interne n'est pas une cause négligeable de la luxation du ménisque, et nous sommes certain que dans quelques cas, on a pris pour des luxations primitives du ménisque, des luxations secondaires à une lésion du ligament latéral interne. Nous sommes confirmés dans cette idée, par l'opinion de M. Gangolphe pour qui la laxité articulaire primitive chez des sujets peu vigoureux, est une cause prédisposante de la luxation du ménisque ; il en a observé récemment un cas. Dambrin, a trouvé 89 cas de luxation du ménisque interne contre 15 cas de luxation du ménisque externe.

Cette distinction entre la luxation primitive du ménisque et la luxation secondaire à l'entorse est très importante, car, dans le premier cas, il semble que l'opération soit la seule thérapeutique active; dans le second cas au contraire, elle ne sera justifiée qu'après l'échec du traitement orthopédique bien conduit et suffisamment prolongé.

Quant à la *méniscite chronique traumatique*, elle se reconnaît à la douleur à la pression exactement au niveau du ménisque interne, en avant du ligament latéral interne. Le ménisque est épaissi, fait une saillie anormale, dont il est facile de se rendre compte par la comparaison avec le côté sain. Le bourrelet, formé par le ménisque disparaît avec la douleur à la pression lors qu'on fait plier un peu le genou, ce qui permet au cartilage malade de se cacher entre le condyle interne et le tibia. On provoque également de la *douleur par les mouvements brusques d'adduction de la jambe* qui ont pour résultat de pincer le ménisque entre le tibia et le fémur. La douleur peut se produire à la suite d'un mouvement, et l'on a un véritable pincement (Obs. XV) très douloureux qui peut faire croire à une luxation du ménisque. La douleur est due d'une part à l'augmentation de volume de l'organe, d'autre part à l'insuffisance de ses moyens de fixité, comme dans la luxation.

Roux est le premier auteur qui ait étudié la méniscite traumatique chronique; il l'attribue soit à une entorse, soit à un pincement antérieur et accidentel du ménisque.

Pour lui, les lésions du ménisque sont représentées par une néoformation connective avec turgescence des espaces lymphatiques, une simple hypertrophie inflammatoire du ménisque dans son bord fibreux. Il en résulte que le bord du ménisque est légèrement engorgé et, au lieu de servir uniquement de coussinet de remplissage, ce bord du ménisque porte dans tous les mouvements extrêmes. Il est pincé parce-qu'il est trop épais, dans tous les mouvements de flexion, et surtout de rotation autour du condyle externe. Traumatisé à tout moment, ce segment de ménisque reste douloureux, s'épaissit, et présente tous les caractères de l'inflammation non spécifique.

Cette méniscite traumatique n'a aucune tendance à la guérison spontanée. Roux rapporte le cas d'un médecin, atteint de cette affection à la suite d'une entorse, et qui garda le lit pendant trois ans.

Il faut bien connaître l'origine de cette maladie, pour ne pas se laisser entraîner à une opération inutile, car tous les cas de méniscite sont susceptibles de guérir par le simple traitement orthopédique.

VIII. — PRONOSTIC

Dans les cas légers, le pronostic est essentiellement bénin et, au bout de trois à quatre semaines, le malade peut reprendre ses occupations. Dans les arrachements complets, au contraire, le pronostic doit être essentiellement réservé, car l'entorse du genou peut constituer une véritable infirmité par les complications qu'elle entraîne souvent.

« La déchirure des ligaments est parfois incurable ou, pour guérir, exige un repos très prolongé, difficilement accepté par le patient... La mobilité latérale, quand on n'arrive pas à la guérir, expose à tout moment le genou à de nouvelles entorses et, par conséquent, à des arthrites récidivantes qui sont plus incommodes que l'ankylose complète » (Gosselin, Cliniques de la Charité, 1876, t. I, p. 630 et suivantes).

Si l'on n'arrive pas à guérir complètement une entorse, on voit s'installer des phénomènes d'arthrite et de synovite proliférante. « Si le sujet est taré, on verra se développer une tuberculose articulaire d'origine synoviale indiscutable, ou, en tous cas, non osseuse » (Roux).

IX. — Diagnostic

Le diagnostic de l'entorse du genou se fera par le gonflement articulaire, la douleur maximum exactement localisée au niveau de l'insertion supérieure du ligament latéral interne, la mobilité latérale, l'écartement de l'interligne en dedans, le choc du plateau tibial. On recherchera en même temps s'il existe des autres lésions ligamentaires venant se surajouter à la lésion principale.

Le diagnostic différentiel est à faire avec : *la contusion simple du genou* ; on se basera sur la notion d'un choc direct sur le genou, la *douleur au point contus* et localisée uniquement à ce niveau et les lésions cutanées qui peuvent exister. Il n'existe pas de mobilité anormale de l'article et rien de spécial au niveau des ligaments. Dans un cas, nous avons vu une hémarthrose à la suite d'une contusion du genou ; malgré un examen minutieux de la jointure, nous n'avons trouvé aucun signe permettant d'expliquer cette hémarthrose. Au bout de quelques jours, le malade marchait sans peine. C'est évidemment un cas où la mobilisation immédiate eût donné d'excellents résultats, en réduisant au minimum l'atrophie du quadriceps.

L'entorse externe est rare, nous n'en avons pas d'observations. Dans un cas d'entorse du genou par arrachement du ligament latéral interne, nous avons trouvé un point très douloureux en avant de la tête du péroné, au niveau de la lésion décrite par M. Segond. Il est vrai que ce cas était complexe (Obs. IV), la malade étant tombée en descendant un escalier, s'était relevée, et, ne pouvant se tenir debout, était tombée de nouveau. Le diagnostic se fera par l'existence d'un point douloureux au niveau du ligament latéral externe, ou au niveau de la lésion de Segond. Enfin, dans ces cas, on peut avoir une déchirure des surtouts fibreux latéro-rotuliens externes.

L'arrachement du tendon rotulien : le diagnostic est assez difficile, lorsque le genou est distendu. L'ascension de la rotule passe inaperçue si l'on n'a l'attention attirée de ce côté. Il suffira de mesurer exactement la distance qui sépare la pointe de la rotule de l'épine du tibia ou de l'une des malléoles ; d'ailleurs le malade est dans l'impossibilité de détacher le talon du lit.

La fracture isolée d'un condyle : l'examen clinique et la radiographie lèveront rapidement tous les doutes.

La fracture parcellaire du tibia, le tassement du plateau tibial se reconnaissent par la radiographie, l'existence du point douloureux au niveau du tibia, la déformation de l'épiphyse, l'existence de saillies anormales et de fragments plus ou moins mobiles, donnant de la crépitation ; l'absence de signes au niveau de l'insertion fémorale du ligament latéral interne.

La luxation d'un ménisque : elle reconnaît pour cause une action musculaire énergique, extension brusque succédant à la flexion forcée, mouvement de rotation. Elle se caractérise par la douleur ou l'impossibilité de l'extension, la saillie anormale d'un ménisque.

Cette affection est assez rare et nous ne saurions admettre les conclusions de Pauzat (*Rev. Chir.*, 95), qui dit que « si la déchirure des ligaments méniscaux constitue souvent la seule lésion de l'entorse du genou, elle coexiste, en général, avec la rupture des ligaments forts, si celle-ci vient à se produire ». Dans les cas d'entorse du genou que nous avons observés, nous n'avons pas trouvé les signes de luxation du ménisque.

C'est dans les formes chroniques de l'entorse du genou que le diagnostic sera surtout délicat. Il faudra d'abord éliminer la tuberculose et, ceci fait, ne pas se contenter du terme vague et imprécis d'arthrite chronique traumatique, ce diagnostic après l'entorse du genou est insuffisant, et, chose grave, il expose à une thérapeutique insuffisante, pointes de feu, immobilisation, qui n'aura pas d'autre résultat que de faire un impotent d'un malade atteint d'une petite infirmité. Un autre résultat d'un diagnostic incomplet serait de conduire dans certains cas à une intervention chirurgicale inutile (extirpation d'un ménisque).

Dans les formes chroniques, le diagnostic sera à faire avec l'*arthrite tuberculeuse du genou* succédant à un traumatisme. On évitera l'erreur par l'interrogatoire serré du malade par la constatation des signes de l'entorse interne, par l'absence des signes de tuberculose du genou : douleur au point antépéronier, épaississement de la synoviale au niveau de l'interligne interne, ganglions inguinaux. D'autre part, l'expérience nous a montré que, lorsque la tuberculose se greffe sur une articulation traumatisée, il y a toujours un « intervalle libre », c'est-à-dire un intervalle de quelques mois pendant lesquels l'articulation paraît saine. D'ailleurs, la loi de Max Schuller est moins fréquente qu'on ne l'a cru. Nous devons rappeler encore une fois que ce diagnostic est souvent très difficile, car il arrive que le malade vienne trouver le chirurgien le genou agrémenté de pointes de feu, ou immobilisé dans un silicate.

Nous avons vu un malade atteint d'une tumeur blanche du genou, consécutive à une entorse remontant à quelques mois. Il était entré à l'hôpital pour une entorse nouvelle, son genou était douloureux depuis quelque temps. Grâce à l'empâtement du cul-de-sac sous-quadricipital et grâce surtout à la douleur au niveau de la dépression anté-péronnière, nous avons fait le diagnostic de tuberculose. Dans les cas douteux, l'amélioration produite par le massage ferait éliminer la tuberculose.

Ainsi la tuberculose éliminée, en se basant sur la notion d'une entorse antérieure et surtout sur la mobilité latérale, on recherchera quelle est la partie de l'articulation qui est souffrante, s'il s'agit de prolifération synoviale, de méniscite, ou d'entorse récidivante, et c'est alors seulement que l'on instituera un traitement.

Les corps étrangers du genou sont souvent d'origine traumatique, la palpation minutieuse du genou permettra ordinairement de sentir le corps étranger. d'ailleurs, il n'existe pas de mobilité latérale. S'il existe de la mobilité latérale, il sera quand même indiqué d'intervenir si les troubles fonctionnels justifient l'intervention.

X. — Traitement

Le traitement de l'entorse du genou comprendra : 1° le traitement de la lésion ; 2° le traitement de ses conséquences habituelles, l'hémarthrose et l'atrophie musculaire ; 3° le traitement des complications.

La question du traitement de l'hémarthrose, si discutée autrefois, semble résolue. La plupart des auteurs sont d'accord pour ponctionner. Dans l'entorse du genou, il faut distinguer les cas où l'épanchement est abondant et ceux où il est léger ; pour les hémarthroses légères, peu tendues, la ponction est discutable. Chez le vieillard, elle ne semble pas abréger beaucoup la durée de l'épanchement, car il persiste assez longtemps à un faible degré, et même il peut se reproduire après la ponction. Chez l'adulte, la résorption spontanée est rapide. La ponction ne nous semble pas d'une grande importance pour ces formes. La durée de l'épanchement et son diagnostic dépendent avant tout de la lésion causale.

Dans les hémarthroses abondantes et tendues, la distension de la synoviale provoque des douleurs continues, très vives, difficiles à supporter et qui empêchent le sommeil ; la ponction supprimera immédiatement cette douleur et apportera un grand soulagement au malade. C'est là une de ses principales indications. Mais quand faut-il ponctionner ? Il sera bon d'attendre deux jours, le liquide intra-articulaire par sa tension produit sans doute l'hémostase, et si l'on ponctionnait trop tôt on courrait le risque de voir se reproduire l'hémorragie. Pendant les deux premiers jours, l'application de glace calmera la douleur et peut-être entravera la formation de l'hémarthrose. En tout cas, que l'on fasse ou non la ponction, il faut faire la compression immédiate du genou. Cette compression ne s'exercera pas directement, pour être efficace et supportée facilement, elle sera faite par dessus l'atelle plâtrée, avec de petit rouleaux de coton placés au niveau du cul-de-sac sous-quadricipital, entourant la rotule. Ils seront maintenus en place par une bande de crêpe Velpeau ou de flanelle, le membre étant légèrement élevé. Une compression bien faite, avec élévation du membre, rendra souvent toute ponction inutile. A côté de la ponction simple, il faut faire une large place à la ponction au bistouri suivie de lavage de la cavité articulaire avec du sérum chaud. Ce traitement que nous n'avons jamais employé, doit être excellent et doit sans doute avoir de meilleurs résultats que la ponction simple. Après cette dernière, il reste toujours une quantité notable de sang dans l'article, et c'est là, croyons-nous, une des causes principales de la reproduction de l'épanchement. Il suffit d'une faible quantité de sang intra-articulaire pour provoquer une réaction séreuse abondante de la part de la synoviale, et peut-être que si l'on prenait la précaution de débarrasser l'articulation de tout le sang qu'elle contient, on verrait disparaître beaucoup de ces épanchements tenaces.

L'atrophie du quadriceps est secondaire à la lésion articulaire. C'est un signe accessoire. MM. Rochard et de Champtassin n'ont peut être pas assez insisté sur l'importance de l'intégrité de l'appareil ligamentaire du genou comme contre-indication de la mobilisation immédiate dans les hémarthroses (Soc. Chir. Paris, 1507). Dans certaines observations rapportées sous le titre d'entorse du genou, on ne trouve guère noté, à la sortie du malade, l'état de l'appareil ligamentaire de la jointure, et c'est là, pensons-nous, le seul point important de l'affection. Dans le cas d'arrachement ligamentaire une mobilisation précoce pourrait entraîner une infirmité définitive. C'est l'arrachement ligamentaire qui doit être l'objet de tous les soins, et le seul moyen de favoriser sa guérison, c'est d'immobiliser le membre malade. Il ne faudra donc pas oublier que la grosse majorité des hémarthroses du genou sont sous la dépendance d'une lésion ligamentaire.

Si l'atrophie du quadriceps est un élément secondaire dans l'entorse du genou, elle doit cependant préoccuper le chirurgien. L'énergie d'un muscle a une importance capitale pour l'articulation qu'il commande. Le quadriceps joue, vis-à-vis du genou, le rôle d'un véritable ligament actif. Dans le cas de laxité articulaire, il pourra dans une certaine mesure suppléer à l'insuffisance des autres ligaments, soit par son tendon rotulien, soit par les expansions des vastes, et les expansions fibreuses latéro-rotuliennes que l'on peut considérer comme de véritables ligaments articulaires.

Dans les cas légers, lorsque le malade commencera à marcher, l'énergie du muscle suppléera à la faiblesse du ligament interne, en maintenant le contact des surfaces articulaires et en empêchant la production d'une nouvelle entorse.

Le chirurgien devra donc mettre tous ses soins à combattre et à entraver l'atrophie du muscle. Les séances de massage, suivies de lotions alcooliques seront quotidiennes et faites dès les premiers jours de l'accident.

Quand tous les points douloureux auront disparu, on aura lieu de penser que le travail de réparation est achevé et la cicatrisation effectuée. La mobilité latérale, si elle persiste, est sans doute définitive, à moins qu'il ne se produise une suppléance suffisante de la part du quadriceps. C'est à cette période de la convalescence, un mois environ après l'accident, que la mobilisation ordinaire, combinée au massage, et surtout la mobilisation par la méthode de la progression des résistances donneront d'excellents résultats.

Pour faciliter la guérison et la cicatrisation de la plaie, deux moyens peuvent être proposés : l'enclouement de l'arrachement osseux ou la suture du ligament et l'immobilisation.

L'immobilisation nous semble la meilleure méthode. Elle sera faite le plus tôt possible après l'accident, au moyen d'une gouttière plâtrée postérieure, en portant la jambe en dedans de façon à maintenir un contact parfait entre le plateau tibial et le condyle interne. Le membre sera maintenu élevé et la compression s'exercera par dessus l'attelle, pour ne pas entraver la circulation. La mobilisation et la marche ne seront permises qu'au bout de trois semaines ou plus, suivant la gravité de la lésion. Dans les cas légers, on fera porter au malade une genouillère en peau de chien ; dans les cas graves les premiers pas ne seront permis qu'avec le port d'une genouillère à attelles métalliques ; les différents appareils seront portés par les malades aussi longtemps qu'on le jugera nécessaire, c'est dire que dans les cas graves, ou dans l'entorse récidivante, l'appareil sera nécessaire durant plusieurs mois. Il est bien entendu qu'un massage journalier contribuera à maintenir en bon état l'appareil musculaire.

Dans les premiers jours de la mobilisation, on peut voir augmenter ou reparaître l'épanchement articulaire : ce symptôme est souvent passager. On le combattra en plaçant la gouttière plâtrée la nuit, et en faisant de la compression par dessus. Nous ne partageons pas l'opinion de Gosselin qui nous semble nettement exagérée : « La déchirure des ligaments et la mobilité latérale qui en résulte, dit-il, nous fournissent l'indication d'immobiliser beaucoup plus longtemps. Deux mois environ seront nécessaires pour que ces ligaments se consolident ».

L'immobilisation aussi prolongée ne nous paraît avoir aucun avantage ; si, après quatre semaines la mobilité latérale persiste, elle a bien des chances pour être définitive, dès lors l'immobilisation ne peut être qu'inutile ou nuisible.

Le traitement opératoire, que nous n'avons jamais pratiqué, nous semble une méthode d'exception. L'enclouement de la parcelle osseuse arrachée, ou la suture du tendon au périoste et aux parties voisines seraient faciles. On aborde aisément le ligament latéral interne par une incision verticale pratiquée au niveau du ligament, dans l'axe du membre. On arrive ainsi sur le bord antérieur du couturier des muscles et tendons de la patte d'oie que l'on récline en arrière. En se guidant avec le doigt sur le tendon de l'adducteur et le tubercule du condyle interne, on arrive d'emblée sur le foyer de la lésion qui siège immédiatement au-dessous du tubercule et un peu en avant lui. Après avoir débarrassé le fragment osseux des lambeaux fibreux déchirés et recroquevillés dans les lèvres de la plaie osseuse, comme ils le sont dans la fracture de la rotule, il serait facile de fixer le fragment à sa place au moyen d'une cheville ou de quelques points au catgut. La suture du ligament serait aussi aisée. Il ne resterait plus qu'à immobiliser le membre dans une gouttière plâtrée et à faire le traitement ordinaire de l'entorse du genou.

En somme, le traitement de l'entorse du genou avec arrachement du ligament latéral interne consistera essentiellement dans l'immobilisation et le massage, combinés ou non avec la ponction.

Traitement des complications de l'entorse interne

du genou. — Les complications que nous avons étudiées sont toutes dues à la laxité articulaire. Nous n'avons qu'un seul moyen de la combattre : c'est le massage du quadriceps. D'ailleurs, dans ces cas, le quadriceps est toujours atrophié. On fera donc du massage et de la mobilisation par la méthode de la progression des résistances et l'on verra, dans l'immense majorité des cas, les accidents disparaître (Obs. X.). C'est aussi le traitement que préconise Roux, dans sa communication sur la méniscite traumatique.

Il est logique de supposer que la cause des troubles articulaires supprimée, les accidents s'en iront d'eux-même.

Exceptionnellement il sera indiqué d'enlever un corps étranger intra-articulaîre ou un ménisque. Chacune de ces affections garde ses indications chirugicales, nous voulons seulement les restreindre, et éviter une opération, lorsqu'on pourra guérir le malade par le seul traitement orthopédique.

OBSERVATIONS

Observation I. — *Entorse des deux genoux par choc direct. A gauche arrachement osseux. Arthrite chronique. Corps étrangers articulaires* (*Radiographie*).

1. — K. T., 39 ans, sapeur-pompier, pèse 100 kilg.

Cet homme se trouvait, le 3 avril 1907, sur sa voiture, au trot, lorsqu'à la suite d'un tamponnement, il fut projeté à terre avec une telle violence qu'il tomba à 5 mètres de distance de la voiture. Il arriva sur le sol « en crapaud », sur la paume des mains, les genoux et les jambes écartés, les jambes étant fléchies. Il éprouva une douleur vive au niveau du genou, put se relever, mais la marche fut impossible. Le malade est transporté à l'hôpital. Le lendemain l'hémarthrose est abondante des deux côtés, mais plus marquée à gauche. On constate de chaque côté les signes de l'entorse du genou par arrachement de l'insertion supérieure du ligament, douleur à la pression au-dessous du tubercule du condyle interne, douleur à ce niveau dans l'abduction de la jambe, douleur légère en avant de la tête du péroné ; choc du plateau tibial, mobilité latérale.

8 avril. Apparition d'une ecchymose qui part de la face interne du genou pour remonter à la face interne de la cuisse, à droite jusqu'à mi cuisse, à gauche jusqu'au voisinage des bourses.

28 avril. Il persiste encore un peu d'épanchement articulaire des deux côtés. A droite l'exploration n'est plus douloureuse. A gauche elle réveille les mêmes points douloureux, mais la douleur est beaucoup moins vive.

8 mars 1909. Le malade a repris son service de pompier, il se plaint surtout de troubles fonctionnels : gêne et engourdissement des jambes le soir, douleur dans les genoux, hydarthrose.

Depuis son accident, il n'a jamais essayé de sauter, il lui semble qu'il tomberait. Pendant la première et la deuxième année qui ont suivi l'entorse, plusieurs fois ses jambes se sont dérobées sous lui.

A l'examen: Hydarthrose des deux genoux. Le genou gauche, qui était le plus malade et où la radiographie a montré un arrachement osseux, est encore maintenant le genou le plus douloureux et le moins fort. Les mouvements s'accompagnent d'une grosse crépitation et la synoviale, au niveau de sa réflexion sur le fémur, en dedans, présente un épaississement considérable. Sur le bord externe du ligament rotulien, on sent de grosses masses en grappe, peu douloureuses et peu mobiles et de volumes variables ; quelques-unes semblent avoir le volume d'un gros pois.

Au niveau de l'insertion supérieure du ligament latéral interne, la pression réveille une légère douleur, et l'on sent un petit corps dur, profond, un peu douloureux, et que l'on peut faire glisser légèrement sous le doigt. Légère mobilité latérale.

Genou droit: Grosses masses en grappe, analogues à celles trouvées sur le genou gauche ; mais elles ont un volume plus gros ; elles siègent aussi sur le bord externe du ligament rotulien. Crépitation dans les deux genoux. Légère mobilité latérale.

Les corps étrangers dans les deux genoux sont adhérents,

peu mobiles. Jamais n'on a eu de signes de luxation du ménisque.

Radiographie. Sur le genou gauche la radiographie montre un petit corps osseux, arraché exactement au niveau de l'insertion supérieure du ligament latéral interne.

Sur le genou droit, on ne voit rien de caractéristique.

Obs. II. — *Hémohydarthrose du genou gauche par arrachement du ligament latéral interne. Blennorhagie* (Obs. due à l'obligeance du Dr Vennin, médecin-major).

B... H., vingt-deux ans, soldat, entre à l'hôpital militaire pour des douleurs du genou gauche. Le malade glisse en descendant un escalier et tombe sur le dos. Pendant sa chute il éprouve une vive douleur au genou gauche qui devient rapidement volumineux et chaud. Le malade ne put se relever qu'avec l'aide d'un autre soldat. Il boite et ne peut marcher que la jambe en demi-flexion.

24 novembre. Le lendemain le genou est distendu, un peu douloureux à la palpation. Choc rotulien, douleur au niveau de l'insertion supérieure du ligament latéral interne. Le membre est en demi-flexion, les mouvements sont douloureux.

25 *novembre.* Ponction articulaire ; on retire environ 40 grammes de liquide séro-hématique. Le malade est soulagé. Immobilisation dans une gouttière. Pansement légèrement compressif.

Le malade présente un écoulement urétral de pus jaune-verdâtre.

29 novembre. La gouttière est enlevée. La guérison est presque complète. Il persiste un point légèrement douloureux au niveau du condyle interne. Il reste un certain degré de mobilité latérale.

Obs. III. — *Entorse récidivante du genou gauche, par arrachement du ligament latéral interne* (Due à l'obligeance du Dr Pécheux, médecin-major).

D... J. vingt-deux ans, soldat, entre à l'hôpital pour de l'hydarthrose chronique. Le début de l'affection remonte à quatre ans. Le malade en sautant un mur, fit une chute et « se tordit le genou en dedans. » Il ne put se relever et fut ramené chez lui en voiture. Il reste deux mois au lit. Un an après, à la suite d'un faux pas, en descendant un escalier, nouvelle entorse, il reste un mois et demi au lit. Un an après, en descendant un escalier, nouvelle entorse, un mois au lit. Chaque récidive se fait suivant le même mécanisme : le malade tombe assis sur sa jambe fléchie et en rotation externe, le genou porté en dedans.

Depuis le premier accident, le genou devient douloureux, surtout la nuit, après la moindre fatigue. Les phénomènes douloureux vont en augmentant à chaque récidive.

Deux jours après son incorporation le malade se tord le genou pour la quatrième fois. Il fait un séjour de deux mois à l'hôpital.

28 février 1907. Légère hydarthrose du genou gauche ; mobilité latérale anormale et choc du plateau tibial. Douleur dans la station debout, douleur au niveau de l'insertion supérieure du ligament latéral interne. Légère boiterie du côté gauche et légère gêne dans la marche. Atrophie marquée de la cuisse.

11 mars. Ponction blanche de l'articulation.

13 mars. Le malade commence à se lever.

Obs. IV. — *Entorse du genou. Arrachement du ligament latéral interne. Douleur en avant de la tête du péroné.*

C... A., trente-trois ans, ménagère, fait une chute dans un escalier ; elle se relève et tombe de nouveau ; entre à l'Hôtel-Dieu le lendemain de son accident, 22 octobre, dans le service du Dr Vallas.

22 octobre 1907. Hémarthrose considérable du genou gauche, le choc rotulien est supprimé par la tension du liquide ; douleur spontanée considérable. Pas trace de contusion. Douleur à la pression très vive au niveau de l'insertion supérieure du ligament latéral interne, et en arrière du tubercule du jambier antérieur. Laxité articulaire marquée, sur le côté interne. Douleur à la contraction des adducteurs.

26 octobre. Apparition d'une ecchymose à la face antéro-externe du genou, au niveau du point douloureux, et à la face interne au-dessous du tubercule du condyle interne. Cette dernière remonte le long de la cuisse.

9 novembre. Les ecchymoses ont disparu, la mobilité latérale et les points douloureux persistent. La malade quitte l'hôpital.

Obs. V. — *Arrachement partiel de l'insertion du ligament latéral interne.*

X..., vingt-sept ans, chaudronnier, très vigoureux. En faisant un saut périlleux retombe sur le sol, le genou porté en dedans. Il éprouve une douleur vive au niveau du genou, marche avec peine et entre à l'hôpital dans le service du Dr Vallas.

6 août. Gonflement rapide du genou apparu presque tout de suite après l'accident. Douleur diffuse à la face interne du genou, maximum au niveau de l'insertion supérieure du ligament latéral interne, douleur à la contraction des adducteurs, léger écartement du plateau tibial, légère mobilité latérale.

11 août. Apparition d'une petite ecchymose au-dessous du tubercule du troisième adducteur.

15 août. Le malade sort de l'hôpital.

4 octobre. Le malade conserve une certaine douleur à la pression, localisée exactement à l'insertion supérieure du ligament. Choc du plateau tibial très léger ; un peu de fatigue le soir après une marche pénible, légère gêne dans la marche sur un terrain inégal.

20 décembre. Le malade n'éprouve plus aucune gêne dans la marche.

Obs. VI. — *Arrachement du ligament latéral interne du côté gauche.*

F... L., trente-neuf ans, ménagère, à la suite d'un choc, tombe les deux jambes prises sous elle; le membre droit reposant sur le sol par sa face externe, le membre gauche pris sous elle. Elle perçoit un craquement au niveau du genou en même temps qu'elle ressent une vive douleur.

2 juin 1907. Elle entre à l'hôpital deux heures après son accident. Le genou a déjà acquis son maximum de gonflement, la marche est impossible. Choc rotulien, mobilité latérale, baillement de l'interligne, choc du plateau tibial, douleur à la contraction des adducteurs. Douleur à la partie supérieure du ligament latéral interne, maximum à sa partie supérieure, très légère crépitation à ce niveau; irradiation douloureuse à la face interne de la cuisse.

13 juin. L'épanchement articulaire est en grande partie résorbé. La douleur persiste au niveau de l'insertion supérieure du ligament interne.

Obs. VII. — *Entorse du genou droit par arrachement du ligament latéral interne.*

V..., trente-six ans, manœuvre. En descendant du train, le pied porte à faux, le genou en adduction. Le malade sent un craquement au niveau du genou, accompagné d'une douleur vive, mais il ne tombe pas. Deux heures après l'accident, le genou a acquis son gonflement maximum.

21 avril 1907. Deux jours après l'accident apparaît une ecchymose partant du genou et remontant à la face interne de la cuisse ; quelques irradiations douloureuses à la face interne de la cuisse et le long du couturier.

23 avril. Entrée à l'hôpital dans le service du Dr Gangolphe. Douleur diffuse et légère entre la rotule et le ligament latéral interne, douleur nette au niveau du ligament interne, maximum à son insertion supérieure. Légère mobilité latérale, avec un peu de choc du plateau tibial, douleur à l'abduction de la jambe. Crépitation sanguine fine, sur le bord interne de la rotule et au niveau du ligament interne.

25 avril. La crépitation persiste seulement au niveau de l'insertion supérieure du ligament. L'hémarthrose commence à diminuer.

Obs. VIII. — *Entorse du genou gauche.*

B..., cinquante-sept ans, service du Dr Vallas, manœuvre, fait le 21 mars une chute sur le genou ; douleur et gonflement articulaire.

23 mars 1908. L'épanchement articulaire a augmenté, douleur au niveau du ligament latéral interne et dans le creux poplité au niveau de l'interligne. Flexion douloureuse et limitée, mobilité latérale.

25 mars. Ponction, 30 à 40 grammes de liquide séro-hématique.

5 avril. Ecchymose légère à la face interne du genou.

22 avril. Le malade garde un peu d'épanchement articulaire qui ne présente aucune tendance à se résorber. La douleur persiste au niveau du ligament latéral interne et des ligaments croisés, La marche est pénible et fait augmenter l'épanchement, la descente des escaliers est très difficile.

Obs. IX. *Entorse du genou gauche.*

P..., trente-quatre ans, domestique, vigoureux, saute de voiture, le pied porte à faux ; le genou gauche est en adduction. Le malade sent une vive douleur au genou, mais ne tombe pas. Il fait à grand'peine 200 mètres pour gagner sa maison. Une heure après, il va voir un médecin ; la descente des escaliers est très pénible. Dans la nuit le genou augmente beaucoup, insomnie. Il entre dans le service du Dr Poncet.

3 avril 1908. Trois jours après l'accident, le genou est très distendu, il n'y a pas de choc rotulien ; douleur au niveau de l'insertion supérieure du ligament, douleur à la contraction des adducteurs, mobilité latérale peu marquée, léger choc du plateau tibial, relâchement du ligament interne dans l'abduction de la jambe. Ponction : 40 grammes de liquide séro-hématique.

6 avril. Apparition d'une ecchymose.

8 avril. Crépitation fine au niveau de l'insertion supérieure du ligament. Encore un peu de distension du genou. Le malade quitte l'hôpital.

25 avril. Le malade conserve une très légère mobilité latérale et un peu d'épanchement.

Obs. X. *Entorse récidivante du genou gauche par arrachement de l'insertion supérieure du ligament latéral interne Méniscite traumatique chronique. Luxation du ménisque (Radiographie).*

M. X..., soldat dans les Alpes, en faisant du ski, en mars 1907, à la suite d'un saut, voulut rapprocher son ski gauche, la jambe étant en légère flexion et en rotation externe. Il fit un effort violent en portant le genou gauche en dedans. Il ressent une douleur excessivement violente au genou gauche et tombe à terre. Il est rapporté au fort par un chasseur.

Une demi-heure après, le genou très distendu avait atteint son maximum de gonflement. Pansement compressif. Le malade reste une huitaine de jours au lit et se remet à marcher en boitant. L'épanchement articulaire met longtemps à se résorber, un mois et demi environ ; le malade marche sans difficulté après ce temps.

En *juin 1907*, nouvelle entorse. Le malade se trouvant sur un sol très égal veut se retourner et ressent une vive douleur au genou. Epanchement articulaire, le malade ne garde pas le lit.

En *juillet 1907*, nouvelle entorse en descendant de tramway, pansement compressif, trois semaines de repos au lit.

Dans l'intervalle de ces récidives, le malade eut plusieurs accidents qu'il faut mettre sur le compte des ménisques. Voici comment ces accidents se produisaient.

En descendant un trottoir, ou simplement en voulant se retourner, le malade ressentait une douleur vive à la face nterne du genou, et la jambe s'immobilisait en légère flexion. Il faisait alors plusieurs mouvements de flexion forcée, très douloureux, brusquement il se produisait comme un déclic, l'extension se faisait complète, le malade éprouvait un soulagement immédiat, et se remettait à marcher, n'éprouvant plus qu'une légère douleur.

Le malade conservant de la douleur au niveau du genou, de l'hydarthrose chronique, de la douleur à la suite d'une marche prolongée et de l'atrophie du quadriceps va trouver, en *octobre 1907*, M. Gangolphe, qui constate les signes d'une entorse récidivante du genou gauche avec un point douloureux en avant et au-dessous du tubercule du condyle; il ordonne le port d'un tuteur à tiges rigides.

Examiné en *mai 1908*, le malade ne présente plus de points douloureux, l'hydarthrose a disparu et le quadriceps a recouvert en partie son énergie. Cependant, en raison des signes de mobilité latérale, le port d'un tuteur reste nécessaire. Le ménisque en avant du ligament latéral interne reste un peu épaissi. Sur le côté interne, au niveau de l'extrémité supérieure du ligament, on sent une petite crépitation fine, due à de petits corps très durs, gros comme des grains de millet et roulant sous le doigt. La *radiographie* montre une ombre légère accolée au côté interne de l'extrémité inférieure du fémur et s'étendant de l'insertion du ligament à l'extrémité inférieure du fémur. L'ombre vue à la radiographie représente les petits grains sentis avec le doigt et qui sont l'extrémité des fibres désinsérées plus ou moins ossifiées.

Le malade se met à faire du massage méthodique.

Mai 1909. Le membre gauche a repris toute sa vigueur, il présente même une légère hypertrophie. Ce jeune homme a pu faire de l'alpinisme en septembre dernier, il a fait de longues marches sans aucune fatigue. Plus trace d'hydarthrose, cependant la mobilité latérale et la crépitation au niveau du ligament interne persistent.

Obs. XI. — *Entorse récidivante du genou droit (Radiographie).*

En *août 1904*, M. X... fait une chute de bicyclette et se fait mal au genou droit. Il ne put remonter à bicyclette à cause d'une douleur vive de chaque côté du genou. Il a grand'peine à rentrer à son habitation distante d'environ 500 mètres. Quelques heures après le genou est très distendu, le lendemain l'épanchement articulaire est énorme. Un médecin diagnostique un épanchement de synovie avec entorse, ordonne la compression et quinze jours de repos au lit. En *novembre 1904*, à la suite d'un saut, nouvelle entorse, repos au lit de quinze jours.

En *septembre 1907*, nouvelle entorse en sautant un mur.

Le *20 décembre 1907*, nouvelle entorse.

M. Gangolphe diagnostique une entorse récidivante du genou droit par arrachement de l'insertion supérieure du ligament latéral interne. Un plâtre est appliqué le 23 décembre, et enlevé à la fin de janvier 1908. Pendant ce temps, on fait du massage. Le malade porte une genouillère souple jusqu'à la fin d'avril. Actuellement, il va très bien, et n'éprouve aucune fatigue par la marche.

Juin 1909. Le malade est resté complètement guéri. La radiographie avait été pratiquée en janvier 1908. Elle a montré que les épines tibiales étaient confondues dans une néoformation osseuse. Après la désinsertion du ligament latéral interne, il s'était produit une lésion assez grave du côté des ligaments croisés, et comme le malade était âgé de 18 ans, des néoformations osseuses s'étaient développées.

Obs. XII. — *Entorse récidivante du genou gauche. Méniscite traumatique chronique.*

P..., Victor, entre salle Saint-Louis, dans le service du Dr Tixier, le 12 décembre 1908, pour les suites d'une entorse survenue le 5 novembre.

C'est un homme de 37 ans, gros, pesant 108 kilogs. Le *5 juillet 1908*, il tombe de voiture, éprouve une douleur vive au niveau du genou ; il peut cependant se relever, mais il souffre beaucoup et reste couché six jours. Le genou avait été le siège d'un épanchement assez abondant. Le malade reprend son travail de cocher, mais il marche avec peine, évitant les faux pas. L'ascension et surtout la descente d'escaliers sont pénibles. Le soir, le genou est enflé, douloureux, au point d'amener parfois de l'insomnie.

Le *5 novembre 1908*, en se baissant pour ramasser une pelle, le malade éprouve une vive douleur à la face interne du genou. En six heures, le genou est devenu très gros et a atteint son maximum de gonflement. La flexion et surtout les mouvements de latéralité sont très douloureux.

Son état ne s'améliorant pas, le malade entre à l'hôpital le 12 décembre.

26 décembre. — La flexion est douloureuse, lorsqu'elle dépasse l'angle droit. Il existe plusieurs points douloureux très nets, l'un au niveau de l'insertion supérieure du ligament latéral interne, l'autre au niveau du ménisque interne. Le ménisque est nettement épaissi, saillant et douloureux sur toute sa partie antérieure, en avant du ligament latéral interne. Aucun signe de luxation du ménisque. La synoviale est nettement épaissie au niveau de sa réflexion sur le condyle interne, en avant du ligament latéral interne.

Certains mouvements sont douloureux, l'adduction de la jambe, en particulier, probablement par compression du ménisque. Légers mouvements de latéralité, légère hydarthrose.

Le malade ne se lève que pour aller à la chaise. Il est envoyé à Longchêne avec un appareil silicaté.

Obs. XIII. — *Entorse du genou.*

B... Jacob, 17 ans, entre salle Sainte-Marthe, le 19 décembre 1908, dans le service du Dr Vallas. Le 17 décembre, ce jeune homme glisse et tombe la jambe prise sous lui et le genou porté en dedans. Il ressent une douleur vive et un craquement; il peut rentrer chez lui, à quelques centaines de mètres péniblement, en s'appuyant sur un bâton. Deux heures après, le genou a acquis son maximum de gonflement.

Le 21 décembre. — Grosse hémarthrose, le genou est si distendu que le choc rotulien est presque impossible à obtenir. Douleur exquise à la pression au niveau de l'insertion supérieure du ligament latéral interne; douleur à la contraction des adducteurs; douleur légère à l'insertion supérieure du ligament latéral externe. Légère mobilité latérale. Pas de douleur au creux poplité.

T. : 37°8.

Le 28 décembre. — Légère mobilité latérale. Epaississement de la synoviale en avant de l'insertion supérieure du ligament latéral interne. A ce niveau elle forme un petit cordon répondant au point de réflexion de la synoviale sur le fémur. Douleur à l'insertion supérieure du ligament latéral interne ; légère ecchymose à ce niveau. Douleur dans l'abduction de la jambe.

On fait au malade un pansement compressif.

Obs. XIV. — *Entorse du genou droit.*

B..., Michel, 28 ans, vigoureux, entre le 25 novembre 1908, dans le service du Dr Vallas, salle Ste-Marthe.

Le 24 novembre, le malade, portant un fardeau, glisse et tombe le genou droit porté en dedans et le pied en rotation externe. Il a peine à se relever et rentre péniblement à sa maison, distante d'environ 300 mètres.

Deux heures après, le genou était très distendu. La douleur, très vive, prédominait au niveau du ligament latéral interne, à son insertion supérieure et au creux poplité, au niveau des ligaments croisés. La flexion complète et l'extension du genou étaient impossibles.

28 novembre. — Petite ecchymose à la face interne du genou, hémarthrose assez considérable, douleur maxima très vive à l'insertion supérieure du ligament latéral interne. Légère mobilité latérale, relâchement du ligament interne, choc du plateau tibial.

T.: 38° pendant cinq jours.

2 décembre. — Disparition de l'ecchymose, diminution de l'hémarthrose. Dans les mouvements, il persiste une légère douleur au niveau des ligaments croisés. Douleur très limitée à l'insertion précise de l'extrémité supérieure du ligament interne.

12 décembre. — Le malade quitte l'hôpital, se refusant à une immobilisation plus prolongée.

Obs. XV. — *Entorse du genou gauche. Corps étranger (?) Arthrite chronique. Méniscite traumatique. Opération.*

C..., Julie, 20 ans, entre, le 5 décembre 1908, dans le service du prof. Poncet.

Il y a six mois, la malade, en portant deux seaux remplis d'eau, tombe, la jambe gauche prise sous elle. Elle éprouve une douleur vive au genou gauche, en même temps qu'elle perçoit un craquement. On l'emporte à la maison, elle éprouve une douleur vive toute la nuit. Le genou atteint son maximum de gonflement, trois à quatre heures après l'accident.

Deux jours après l'accident, application d'un silicate occupant juste la région du genou et très peu serré, en somme immobilisation très imparfaite. Le silicate est enlevé au bout de trois semaines et la malade reprend son travail.

Depuis, tous les soirs, le genou est gonflé et douloureux, le membre est devenu beaucoup plus faible. Elle peut étendre complètement la jambe, mais la flexion ne dépasse guère l'angle droit.

Environ un mois et demi après l'accident apparurent des phénomènes nouveaux.

Pendant la marche, la malade éprouvait parfois une douleur extrêmement vive dans le genou et tombait à terre ; elle restait un quart d'heure sans pouvoir marcher et souffrait pendant un jour ; les phénomènes se reproduisaient assez souvent, environ tous les huit jours.

Elle a remarqué que son membre gauche est beaucoup

plus faible ; de plus les jours de fatigue, elle éprouve des douleurs à la cuisse, irradiées sur le trajet du sciatique.

Le 11 décembre 1908. Le membre gauche est peu diminué de volume, mais flasque. Légère hydartrose ; douleur à l'insertion supérieure du ligament latéral interne ; diastasis articulaire léger ; choc du plateau tibial, relâchement du ligament interne ; légère crépitation à la pression au niveau de l'insertion supérieure du ligament interne.

Epaississement de la synoviale un peu en avant du ligament interne, au niveau de sa réflexion sur le fémur.

Les mouvements produisent des craquements avec douleur vive, surtout sur le bord externe de la rotule ; en même temps on a une sensation de sursaut. Le ménisque interne est épaissi et douloureux.

Petit kyste au milieu du creux poplité; on ne peut dire s'il communique avec l'articulation.

12 décembre. On intervient (Dr Delore) pensant trouver un corps étranger articulaire. Incision externe de l'arthrotomie du genou.

Immédiatement, au dessous du ménisque la synoviale est rouge, comme veloutée, elle est épaissie. Au niveau du ménisque on tombe sur du tissu fibreux, qui se continue de la synoviale dans le ménisque où il forme un véritable coin. Excision d'une parcelle du ménisque. Mèche. Suture à trois plans. Immobilisation.

13 et 14 décembre. Température 39°, 6, le soir. On remplace la mèche par un petit drain juxta-articulaire.

16 décembre. On enlève le drain ; pas de pus, toujours de la fièvre.

20 décembre. Evacuation d'un abcès sous-cutané.

10 février. La malade quitte l'hôpital, guérie de sa plaie opératoire.

Nous n'avons pas eu de ses nouvelles depuis, et nous ne savons quel est l'état fonctionnel de son genou.

Obs. XVI. — *Entorse récidivante du genou. Corps étranger intra-articulaire adhérent.*

D... C., 25 ans, garçon d'écurie, entre le 24 avril, salle St-Sacerdos, dans le service du professeur Jaboulay.

Le 1er janvier 1909, le malade s'était fait une entorse du genou pour laquelle il fut soigné pendant 15 jours à l'hôpital de Bourges. Il avait eu une grosse hémarthrose et souffert beaucoup.

25 *avril*. Le malade fait un faux pas, son entorse récidive et il entre à l'Hôtel-Dieu de Lyon.

2 *mai*. On constate une mobilité latérale très nette; légère douleur à l'insertion supérieure du ligament interne, le ménisque interne est mieux senti du côté malade que du côté sain; il est un peu épaissi. Sur le bord externe du ligament rotulien, on sent un corps étranger intra-articulaire, encore adhérent, mais sur le point de se mobiliser.

6 mai. Le malade veut partir.

CONCLUSIONS

1° L'appareil ligamentaire du genou est représenté par des organes bien individualisés. Parmi les affections traumatiques, comprises sous le nom d'entorse, qui peuvent siéger au niveau de ces différents organes, on doit isoler des types cliniques, correspondant à la lésion de chacun d'entre eux. C'est ce que nous nous sommes proposé de faire pour le ligament latéral interne,

2° L'entorse du genou répond à une lésion à peu près constante qui est l'arrachement de l'insertion supérieure du ligament latéral interne. Cette lésion a plusieurs variétés :

a) Arrachement partiel de l'insertion supérieure du ligament latéral interne.

b) Arrachement total de l'insertion supérieure de ce ligament.

c) Arrachement de la surface d'insertion osseuse

du ligament, correspondant surtout au versant antérieur du tubercule du condyle interne.

3o Cette lésion reconnaît comme mécanisme le plus fréquent l'abduction et la rotation externe de la jambe. L'arrachement de l'insertion supérieure du ligament semble se faire d'autant plus facilement que la rotation est plus marquée.

4o L'observation clinique nous a montré que cette variété d'entorse du genou devait être considérée, comme une des plus fréquentes, sinon la plus fréquente, des entorses du genou. Cette fréquence s'explique facilement par des raisons de statique normale.

5o L'entorse du genou par arrachement du ligament latéral interne a pour signes principaux : la mobilité latérale de la jambe, le choc du plateau tibial, le diastasis articulaire et le relâchement du ligament latéral interne, la douleur à la contraction des adducteurs et surtout la douleur à l'insertion supérieure du ligament.

L'ecchymose est à peu près constante, mais d'étendue très variable. Dans les cas légers, elle demande à être recherchée avec soin. L'hémarthrose est fréquente.

6o Le pronostic est bénin dans les cas légers; dans les cas graves il doit être très réservé au point de vue fonctionnel, car l'arrachement du ligament latéral interne expose à des complications.

7° Les complications de l'entorse interne du genou avec arrachement du ligament latéral interne se manifestent par de l'arthrite chronique qui peut reconnaître diverses causes : entorse récidivante, proliférations synoviales et corps étrangers articulaires, méniscite traumatique chronique et luxation du ménisque interne.

8° La thérapeutique de l'entorse comprend : le massage, qui devra être fait avec soin, la ponction de l'articulation, dont les indications sont plus variables, enfin l'immobilisation. Cette dernière, dans les cas graves, devra être prolongée pendant près de un mois.

9° La thérapeutique des complications comprendra dans tous les cas le massage méthodique, dans le cas d'entorse récidivante, on devra quelquefois faire porter un tuteur à tige rigide pour empêcher les mouvements de latéralité. Dans le cas de corps étranger, l'extirpation pourra être indiquée. La méniscite ou la luxation du ménisque, dans la très grande majorité des cas, guérit par le massage.

BIBLIOGRAPHIE

A. Bonnet. — Maladies des articulations.

Cornil et Coudray. — Corps étrangers articulaires et en particulier des corps traumatiques au point de vue expérimental et histologique. *Revue Chir.*, t. 31.

Dambrin. — Luxation des cartilages semi-lunaires du genou *Revue Chirurgie* 1907.

Gangolphe. — Soc. de Chirurgie Lyon, 1906.

Gangolphe et Thevenet. — *Lyon Médical*, 1908.

Pauzat.— Etude sur le fonctionnement des ménisques interarticulaires du genou et des lésions qui peuvent en être la conséquence. *Revue Chirurgie*, 1895.

Poirier. — Bourses séreuses du genou. *Archives générales de médecine*, 1886.

Contribution à l'anatomie du genou. *Progrès Médical*, 1886.

Rammsteat. — *Archiv. f. klin. Chirurgie*, 1909.

Roux. — Méniscite chronique traumatique. Congrès Français Chirurgie, 1895.

IMPRIMERIES REUNIES, 8, rue Rachais, LYON

www.ingramcontent.com/pod-product-compliance
Ingram Content Group UK Ltd.
Pitfield, Milton Keynes, MK11 3LW, UK
UKHW021105270726
13993UKWH00006B/1025

9 782329 159195